Maha Al Sulaiteen
Hanadi Al Hamad

Clínica Multidisciplinar de Implantes Cocleares de última geração no Qatar

Maha Al Sulaiteen
Hanadi Al Hamad

Clínica Multidisciplinar de Implantes Cocleares de última geração no Qatar

ScienciaScripts

Imprint

Any brand names and product names mentioned in this book are subject to trademark, brand or patent protection and are trademarks or registered trademarks of their respective holders. The use of brand names, product names, common names, trade names, product descriptions etc. even without a particular marking in this work is in no way to be construed to mean that such names may be regarded as unrestricted in respect of trademark and brand protection legislation and could thus be used by anyone.

Cover image: www.ingimage.com

This book is a translation from the original published under ISBN 978-620-2-30550-1.

Publisher:
Sciencia Scripts
is a trademark of
Dodo Books Indian Ocean Ltd. and OmniScriptum S.R.L publishing group

120 High Road, East Finchley, London, N2 9ED, United Kingdom
Str. Armeneasca 28/1, office 1, Chisinau MD-2012, Republic of Moldova, Europe
Printed at: see last page
ISBN: 978-620-7-66231-9

Abreviaturas

AVT:	Audio Verbal Therapy
CATs:	Clinical Audiology Technologists
CI:	Cochlear implant
GS:	General Surgery
KPIs:	Key performance indicator
OD:	Organizational development
SA:	Senior Audiologists
SNHL:	Sensorineural hearing loss
UNHS:	Universal Neonatal Hearing Screening

Reconhecimento

Este trabalho escrito torna-se uma realidade graças ao amor, ao apoio e à orientação de pessoas maravilhosas que me rodeiam. Gostaria de oferecer este esforço a Alá Todo-Poderoso pela visão que me deu, a força, a fortaleza e a sua orientação para completar este projeto.

Gostaria de expressar a minha gratidão e amor aos meus filhos por terem tolerado a minha ausência das suas vidas como mãe durante o projeto, e ao meu marido Ibrahim. Esteve sempre ao meu lado e animou-me, não o teria conseguido sem a sua ajuda. Tarfa, a minha mãe, obrigada por seres a minha mãe, adoro-te.

A minha amiga Rachel Awuah, que esteve sempre ao meu lado e me animou. Obrigada, Rachel, pelo teu amor, apoio e paciência constantes. Ao Dr. Prem Chandra e ao Dr. Navas Nadukkandiyil, por cuja ajuda, apoio e conselhos estou muito grata.

Por último, gostaria de agradecer ao chefe do departamento de audiologia e a todo o pessoal que me apoiou com a sua ajuda, amor e apoio.

Resumo

O objetivo desta proposta de investigação é apresentar um projeto de mudança organizacional concebido para reduzir os tempos de diagnóstico e intervenção associados aos implantes cocleares (IC) para crianças com deficiência auditiva congénita. Esta intervenção basear-se-á em vários quadros de desenvolvimento organizacional para integrar uma abordagem multidimensional dos cuidados neste contexto. Em particular, será implementada uma abordagem de investigação-ação para utilizar a experiência do investigador principal e o seu conhecimento do ambiente de investigação. Será utilizado um quadro de DO baseado em provas que tem em conta a natureza multifacetada da mudança organizacional. Finalmente, um modelo contemporâneo de prestação de cuidados de saúde será implementado neste programa para responder às necessidades específicas do contexto clínico. Prevê-se que os resultados deste estudo conduzam a futuras investigações e a melhores práticas relacionadas com os implantes cocleares. Devido aos graves efeitos prejudiciais que a deficiência auditiva nos primeiros anos de vida pode ter no desenvolvimento, este estudo pode ajudar a aliviar um problema significativo de saúde pública. Além disso, as informações obtidas com este estudo serão úteis para a compreensão do processo de mudança organizacional e fornecerão orientações aos profissionais de áreas afins. Por último, a realização deste projeto reforçará o desenvolvimento profissional e experimental do investigador principal, que utilizará este projeto no futuro.

1.1 Introdução

O objetivo deste projeto de investigação é reduzir os tempos de diagnóstico e intervenção para implantes cocleares (IC) numa clínica audiológica. Partindo da necessidade de intervir mais precocemente em crianças com perda auditiva congénita, esta proposta pretende apresentar uma estratégia baseada na evidência para alcançar uma mudança organizacional nesta clínica. Especificamente, este estudo utiliza um desenho de investigação-ação para reduzir o tempo entre o diagnóstico e a implantação em crianças com estas deficiências auditivas. A mudança é considerada de um ponto de vista organizacional. Em primeiro lugar, a organização é discutida em pormenor, seguindo-se o contexto da mudança, as razões para esta mudança, os objectivos e o papel do investigador principal dentro da organização.

1.2 Organização

Esta secção apresenta uma visão geral da organização em que a intervenção de mudança será implementada. A organização onde o autor trabalha é um dos sete hospitais da HMC Corporation, um hospital geral e centro de reabilitação para doentes deficientes com 602 camas. Especificamente, esta organização é uma clínica de audiologia num grande hospital terciário do governo, sem fins lucrativos. O departamento de audiologia está localizado no centro da cidade, num edifício separado e espaçoso, longe do hospital terciário principal, que se encontra lotado, e é um dos principais departamentos de ambulatório deste centro de cuidados médicos. O departamento é o único fornecedor do estado de serviços de diagnóstico para recém-nascidos, e a clínica de audiologia atende aproximadamente 500 a 600 novos casos e 250 exames auditivos de recém-nascidos por semana. O departamento emprega atualmente seis médicos, 50 técnicos numa base rotativa e seis gestores.

O tratamento neste departamento abrange todos os pacientes com problemas auditivos, desde bebés a adultos. No tratamento destes pacientes, o departamento tem como objetivo prestar serviços audiológicos de alta qualidade e reconhecidos internacionalmente. O departamento esforça-se por utilizar o pessoal mais bem formado e o equipamento técnico mais moderno. Além disso, o departamento tem como objetivo garantir que todos os pacientes do país tenham acesso à mais alta qualidade de diagnóstico audiológico, gestão e serviços relacionados. Para além destas visões de cuidados, o departamento pretende ser reconhecido internacional e nacionalmente como um líder em cuidados auditivos colaborativos e integrados para pacientes de todas as idades.

O departamento está empenhado em minimizar os efeitos negativos a longo prazo da deficiência auditiva. Os indivíduos do departamento são treinados para incorporar competências de comunicação e considerações de estilo de vida no seu tratamento, combinando a utilização de tecnologia moderna em audição e aparelhos auditivos (por exemplo, implantes

cocleares) com a aplicação de padrões de prática holísticos e baseados em provas. Os objectivos do tratamento são geralmente alcançar resultados de qualidade quantificáveis em cada caso individual e continuar os projectos de diagnóstico que podem ajudar a prevenir deficiências auditivas e de comunicação a longo prazo. Um dos elementos mais importantes destes esforços de diagnóstico é o programa de rastreio auditivo neonatal, que é agora obrigatório para todos os recém-nascidos no país. Parte deste programa é a manutenção de um programa de investigação ativo no domínio da perda auditiva neurossensorial
(SNHL). Infelizmente, o departamento de audiologia desta instituição, bem como o campo da audiologia em geral, está a enfrentar alguns desafios importantes em relação a este serviço que exigem mudanças.

1.3 Contexto da mudança

Sendo um dos departamentos líderes no campo da investigação e tratamento da PANS, o departamento atual é responsável pela prevenção e tratamento desta doença em 700 crianças por ano. Infelizmente, este departamento enfrenta desafios em termos de diagnóstico e intervenção que reflectem os de toda a área da audiologia. Em particular, o departamento enfrenta questões burocráticas, de comunicação e de colaboração que podem atrasar o diagnóstico e os tempos de tratamento (Larsen et al., 2012, p. 91). Por conseguinte, o objetivo da atual intervenção de mudança organizacional é avaliar a possibilidade de reduzir o tempo entre o diagnóstico de PANS bilateral de alto grau num doente e a cirurgia de CI. O objetivo deste projeto é reduzir os tempos pré-operatórios para os doentes e famílias associados ao encaminhamento para outra especialidade e, em última análise, ao implante coclear numa clínica multidisciplinar de CI.

O processo típico nesta clínica inclui o diagnóstico inicial de PANS, o encaminhamento para as clínicas apropriadas para a avaliação necessária e a determinação da aptidão para o implante. Dependendo do caso, o doente pode ser observado por terapeutas da fala, psicólogos clínicos, médicos otorrinolaringologistas, assistentes sociais e pessoal administrativo. Cada uma destas equipas está instalada em instalações separadas e requer consultas separadas para o doente e a sua família. Neste departamento em particular, o processo de diagnóstico e encaminhamento pode levar até 13 meses para reunir todas as informações necessárias e tomar uma decisão sobre o tratamento. Infelizmente, estes 13 meses são cruciais para o desenvolvimento da fala e da linguagem da criança, e uma deficiência auditiva durante este período pode levar a dificuldades comunicativas negativas a longo prazo (Meinzen-Derr et al., 2011, p. 757). Por outro lado, ao melhorar a cooperação entre o pessoal dentro do departamento e ao estabelecer um departamento multidisciplinar, o tempo desde o diagnóstico até ao tratamento pode ser encurtado e os pacientes podem obter melhores resultados de tratamento a curto e longo prazo.

1.4 Descrição do projeto

O objetivo desta proposta é explorar a possibilidade de reduzir o tempo entre o diagnóstico de PANS e a cirurgia de IC propriamente dita. O principal objetivo da implementação deste projeto é reduzir o tempo pré-operatório que os doentes e as suas famílias passam a ser encaminhados sucessivamente para cada especialista necessário dentro do hospital. Mais especificamente, este projeto visa promover uma melhor colaboração, comunicação e cuidados interdisciplinares para criar uma clínica CI multidimensional. Como descrito acima, um paciente diagnosticado com PANS é normalmente encaminhado para várias clínicas diferentes para avaliar a adequação do implante. Uma vez que estes diferentes especialistas estão localizados em diferentes instalações e requerem diferentes consultas, existem atrasos significativos e ineficiências no departamento de audiologia. Acredita-se que os tempos de tratamento podem ser acelerados através da comunicação, da colaboração e de um enfoque multidimensional.
e melhorar os resultados para os doentes.

1.5 Objectivos e metas

O principal objetivo deste estudo é reduzir os tempos de intervenção e de implantação de CI em crianças com PANS dos actuais 13 meses para um máximo de quatro meses. Os objectivos específicos deste projeto são quatro, incluindo
1. O objetivo é garantir que todas as crianças com PANS congénita bilateral sejam apresentadas na clínica multidisciplinar da CI até ao final de março de 2015.
2. Redução do tempo entre o diagnóstico de PANS bilateral e o tratamento de 13 para quatro meses até janeiro de 2015.
3. Até fevereiro de 2015, o número de pacientes que não comparecem à clínica após um encaminhamento deve ser reduzido em 80 %.
4. Reduzir o número de reencaminhamentos inadequados de doentes com PANS bilateral em 80% até dezembro de 2014.

Os objectivos 3 e 4, se realizados, reduzirão o período de inatividade, o que aumenta ainda mais a ineficácia do implante. Por conseguinte, é necessário garantir a realização dos objectivos deste projeto de alteração.

1.6 Justificação e impacto na organização

Prevê-se que a implementação de um projeto multidisciplinar de CI para crianças com PANS profunda bilateral trará inúmeros contributos para o departamento existente e para a área da audiologia em geral. Em particular, os resultados deste projeto podem levar a uma maior colaboração interdisciplinar, permitindo a troca de informações e novas ideias que podem melhorar os cuidados (Messersmith & Brouwer, 2012, p. 38). Além disso, a combinação de profissionais com diferentes formações médicas pode oferecer novos conhecimentos para proporcionar melhores resultados de tratamento (Knudsen et al., 2012, p. 83). O objetivo deste projeto de reduzir os encaminhamentos entre departamentos, que normalmente conduzem a uma sobrecarga dos profissionais e dos departamentos individuais, pode também ter um impacto económico positivo resultante de cuidados mais eficientes.

1.7 O papel do estudante na mudança da organização

O meu papel neste processo de mudança organizacional é o de Diretor do Programa CI. O autor do presente documento foi nomeado Diretor do Programa CI depois de ter trabalhado nesta disciplina durante 7 anos. Esta função é complementar ao meu cargo de Chefe de Departamento Adjunto. As minhas principais responsabilidades neste projeto são liderar, controlar e dirigir todas as actividades diárias necessárias para alcançar um nível eficiente de gestão e reabilitação no departamento de audiologia. As tarefas necessárias para a realização deste projeto podem ser divididas em duas áreas principais. Em primeiro lugar, serei responsável por informar a direção sobre a importância de reduzir os tempos de tratamento, a fim de obter a aprovação e iniciar a implementação do projeto. Como parte desta responsabilidade, também me reunirei com vários profissionais que estarão envolvidos na Clínica para esclarecer a natureza, o âmbito e a importância do projeto. O meu segundo papel principal na implementação deste projeto de mudança é estabelecer directrizes claras para a identificação precoce de crianças com PANS bilateral de alto grau e garantir que todo o pessoal do departamento esteja familiarizado com estas directrizes através de educação e formação contínuas, uma vez que o autor tem a autoridade necessária para realizar esta mudança. No cumprimento deste segundo papel, desempenharei um papel ativo na prevenção de tempos de espera excessivos e de encaminhamentos que podem atrasar o tempo entre o diagnóstico e o tratamento.

1.8 Conclusão

O IC é uma tecnologia de ponta para a prevenção de distúrbios da fala e da comunicação a longo prazo em crianças com PANS profunda bilateral. Infelizmente, o número destes casos tem aumentado significativamente nos últimos anos, sobrecarregando as clínicas audiológicas e prolongando o tempo entre o diagnóstico e o tratamento. O objetivo deste projeto é, portanto, promover uma melhor colaboração e comunicação dentro de um ambiente multidisciplinar de IC, a fim de reduzir estes tempos. Utilizando a estrutura de cuidados de Donabedian (1988, 1743) e vários modelos de OD para orientar o processo de mudança, este projeto pode ajudar a melhorar os cuidados audiológicos e a prevenir a perda auditiva a longo prazo nas crianças. O próximo capítulo apresenta a revisão da literatura que fundamenta a proposta deste projeto.

2.1 Introdução

Os primeiros anos de vida de uma criança são cruciais para o desenvolvimento das competências auditivas e da fala (Kim et al., 2010, p. 6). No entanto, este período também representa uma oportunidade importante para reconhecer defeitos congénitos na cabeça que podem afetar as capacidades de audição e fala ao longo da vida. O desenvolvimento de implantes cocleares para esses defeitos tem sido importante para ultrapassar o seu impacto negativo na fala. O implante coclear revolucionou o conceito de tratamento e o prognóstico para crianças com perda auditiva que não podem ser adaptadas com aparelhos auditivos. Os avanços tecnológicos no implante coclear têm levado ao seu uso crescente em crianças com defeitos que não podem ser remediados por aparelhos auditivos convencionais (Chen et al., 2010, p. 263). Como o desenvolvimento normal do sistema auditivo pode ser prejudicado por defeitos auditivos, há também atrasos nas competências linguísticas, o que significa que a criança ficará atrás dos seus pares sem uma intervenção adequada (Kim et al., 2010, p. 6). Estes defeitos podem ter efeitos a longo prazo no sistema auditivo, que subsequentemente afectam todas as outras áreas da vida e do desenvolvimento (Nikolopoulos et al., 1999, p. 595).

Há cada vez mais evidências (por exemplo, Geers et al., 2013, p. 562; Tamati, Gilbert & Pisoni, 2014, p. 383) da importância do diagnóstico e intervenção precoces no que diz respeito ao implante coclear. Em particular, as crianças com PANS bilateral severa a profunda que não beneficiam de aparelhos auditivos necessitam de tratamento imediato para evitar esses efeitos prejudiciais a longo prazo no desenvolvimento da audição e da fala (Ramsden et al., 2012, p. 561).

Pode haver um período crítico para o desenvolvimento da linguagem nas crianças, e

A perceção normal da fala depende de uma audição correcta (Alsanosi et al., 2014, p. 272). Um implante mais precoce pode ajudar a promover este desenvolvimento linguístico necessário e a recuperar o atraso em relação ao grupo de pares (Leigh et al., 2013, p. 443). Pensa-se que as crianças que receberam um implante coclear antes dos dois anos de idade têm mais hipóteses de desenvolver competências de fala e linguagem que seriam de esperar de grupos de pares semelhantes.

Esta secção analisa as provas clássicas e actuais sobre implantes de IC, tempos de tratamento e questões nas clínicas de audiologia que podem ter impacto no resultado dos modelos de mudança organizacional propostos. São discutidas as principais questões relacionadas com os problemas de CI em bebés, incluindo o rastreio auditivo universal em recém-nascidos, a implantação precoce de CI, o impacto da implantação tardia de CI, os factores que podem atrasar a implantação e os resultados linguísticos com a implantação precoce. As implicações desta literatura para o projeto atual são depois discutidas em mais pormenor.

2.2 Estratégia de pesquisa

Foram pesquisadas várias bases de dados electrónicas para identificar estudos relevantes relacionados com este projeto. Especificamente, a informação foi obtida principalmente na PubMed, Google Scholar, CINHAL, HMC e na biblioteca eletrónica RCSI. Para a pesquisa bibliográfica, são necessários artigos ou conclusões recentes ou actuais. A revisão incluiu alguns artigos mais antigos que ainda são relevantes na audiologia médica, incluindo publicações sobre PANS bilateral severa a profunda com referência a um grupo etário pediátrico (até cinco anos); no entanto, foram excluídas publicações sobre PANS unilateral e aparelhos auditivos. Outras publicações audiológicas desacreditadas ou em revisão também foram excluídas. Os seguintes termos foram utilizados na pesquisa de estudos-chave nesta área: *Recém-nascido, triagem auditiva neonatal, audição, perda auditiva, terapia auditiva verbal,* desenvolvimento da linguagem, atraso da linguagem, perda auditiva profunda, implante coclear, implante precoce, implante tardio, complicação do implante coclear, vantagem do implante precoce, desvantagem do implante tardio, desempenho académico, perda auditiva profunda pediátrica, perda auditiva em crianças e desenvolvimento da linguagem. Além disso, foram utilizados vários operadores booleanos e modificadores para alargar ou restringir a pesquisa, conforme necessário. A pesquisa foi limitada a estudos revistos por pares publicados em revistas académicas de renome.

2.3 Revisão dos temas

Cinco tópicos principais são abordados nesta revisão da literatura. Os cinco tópicos seleccionados emergiram da literatura consultada, tendo cada um deles uma relação direta com o objetivo geral deste projeto de mudança, que é reduzir os tempos de intervenção e de implantação de CI em crianças com PANS.1 O primeiro tópico é o Rastreio Auditivo Universal do Recém-Nascido (RANU). A TANU é o método atual de deteção de deficiências auditivas em bebés. Este procedimento inclui várias estratégias, mas é a abordagem internacionalmente reconhecida e eficaz para a deteção e diagnóstico de distúrbios auditivos congénitos que podem ter consequências duradouras para as crianças. Este processo está a ser revisto, uma vez que também está associado a algumas áreas de melhoria, que são abordadas na presente proposta. O segundo tópico principal abordado nesta revisão da literatura é a implantação precoce de CI. Em particular, são examinados os efeitos da implantação precoce destes dispositivos e os seus resultados a curto e a longo prazo. Este tópico foi incluído porque o objetivo da presente proposta é reduzir os atrasos no tratamento que podem levar a uma perda auditiva permanente.

O terceiro tópico abordado nesta secção são os efeitos da implantação tardia de CI em bebés. Também examina a investigação sobre um período crítico específico ou janela de tempo em que o implante de CI deve ser efectuado para evitar deficiências longitudinais na linguagem e na comunicação. Em quarto lugar, são considerados os factores que podem levar a atrasos na implantação. A investigação e as evidências da prática clínica atual serão consideradas para identificar as questões mais críticas que prolongam o tempo entre o diagnóstico e o tratamento em crianças com perturbações auditivas congénitas. Finalmente, os resultados linguísticos resultantes da implantação precoce são considerados de forma independente. O objetivo desta secção é identificar os benefícios dos implantes precoces especificamente para o desenvolvimento da linguagem. Quaisquer lacunas relevantes na literatura são destacadas nesta secção.

Triagem auditiva neonatal universal (UNHS).

A PANS está a tornar-se um problema cada vez mais evidente nos recém-nascidos, associado a défices a longo prazo nas competências de linguagem e comunicação (Partridge et al., 2014, p. 1). A TANU (Fortnum et al., 2001, p. 536) é um método no campo da audiologia que visa reconhecer e prevenir défices auditivos congénitos invariáveis em bebés e recém-nascidos. Este termo engloba todos os procedimentos utilizados para testar a audição dos recém-nascidos com o objetivo de identificar os principais sintomas na região relevante do ouvido e fazer os encaminhamentos adequados para aliviar os sintomas (Fortnum et al., 2001, p. 536). As estratégias comuns utilizadas para implementar esta estratégia são a resposta auditiva automatizada do tronco cerebral e as emissões otoacústicas. A primeira refere-se à extração de atividade eléctrica do couro cabeludo para avaliar a comunicação auditiva entre o nervo craniano, o tronco cerebral e os órgãos auditivos, enquanto a segunda envolve a análise do mecanismo subjacente ao sistema auditivo interno do indivíduo, que pode ser deficiente quando o ouvido está danificado (Fortnum et al., 2001, p. 536).

A pesquisa (por exemplo, Watkin & Baldwin, 2012, p. 519; Wood, Davis & Sutton, 2013, p. 394) mostrou que o UNHS pode efetivamente prevenir a perda auditiva congénita e facilitar uma série de benefícios adicionais em termos de aprendizagem, linguagem e habilidades de comunicação. Por exemplo, Pimperton et al. (2014, p. 1) examinaram o impacto das estratégias de TANU nas habilidades de alfabetização de 100.000 recém-nascidos no sul da Inglaterra durante um período de 17 anos. Os resultados mostraram que a participação neste tipo de rastreio auditivo aos nove meses de idade estava associada a competências de leitura significativamente melhores do que as crianças que não foram rastreadas ou que foram rastreadas mais tarde. Estes benefícios também parecem aumentar na adolescência, sugerindo que a deteção precoce é fundamental para o desenvolvimento da audição e da linguagem (Pimperton et al., 2014, p. 1). Além disso, Wolff et al. (2010, p. 130) investigaram a exatidão, a eficácia e os efeitos secundários das intervenções após o rastreio precoce em recém-nascidos. Com base em 17 estudos que cumpriram os critérios de inclusão, os resultados mostraram que tanto o rastreio como o tratamento precoce estavam associados a um desenvolvimento significativamente melhor da fala e da linguagem do que as crianças que não receberam esses serviços de deteção. Estes resultados apoiam a necessidade de um rastreio precoce e de intervenções específicas baseadas em evidências para a deteção de distúrbios auditivos congénitos em recém-nascidos e bebés.

Implantação precoce de IC

Uma das estratégias de intervenção necessárias após o rastreio auditivo precoce é a implantação de implantes cocleares (Ramsden et al., 2012, p. 561). Os Cis são pequenos dispositivos electrónicos que recebem, processam, transmitem e interpretam estímulos auditivos para pessoas com deficiência visual (Ramsden et al., 2012, p. 561). Embora estes dispositivos não restaurem a audição normal, destinam-se a fornecer uma representação sonora que pode ser utilizada por pessoas com deficiência auditiva para compreender, processar e comunicar o discurso (Colletti et al., 2011, p. 504). Os dispositivos são utilizados para contornar áreas danificadas do ouvido que são detectadas durante os rastreios. Em dezembro de 2012, cerca de 324 000 pessoas tinham recebido estes implantes (National institute on Deafness and Other Communication Disorders, NiDCD, 2014, p. 1). Estes dispositivos também estão aprovados para crianças a partir dos 12 meses de idade. Nos últimos anos, tem-se registado um aumento da procura da cirurgia de Ci, tanto na clínica existente como no campo da audiologia como um todo (Thom et al., 2011, p. 102; Masterson et al., 2012, p. 15). A razão para este aumento pode ser simplesmente devido ao aumento do número de nascimentos na região ou ao aumento da incidência de deficiência auditiva congénita (Robertson, 2013, p. S11).

Tal como acontece com o rastreio, o CEI precoce tem sido associado a uma variedade de resultados positivos nas crianças, muitos dos quais têm efeitos a longo prazo. Por exemplo, Geers et al. (2013, p. 562) investigaram a perceção da fala e da linguagem
em 60 crianças que já tinham recebido Cis numa idade jovem (cirurgicamente

definido como 12 a 38 meses. Os resultados deste estudo mostraram que os Cis estavam associados a um melhor desempenho da fala e à perceção da informação linguística e indexada da fala, apesar da deficiência auditiva. Estes resultados sugerem que os implantes precoces podem ser eficazes no apoio ao desenvolvimento e compreensão da fala e de todos os outros aspectos da comunicação humana normal. Niparko et al. (2010, p. 1498) efectuaram uma das avaliações mais abrangentes dos efeitos da Ci precoce em crianças. Com base num estudo longitudinal de 188 crianças implantadas antes dos cinco anos de idade ao longo de um período de três anos, os resultados mostraram que as crianças que tinham sofrido uma PANS profunda e receberam estes implantes apresentaram uma melhoria significativa na linguagem falada, na expressão e na compreensão do que seria de esperar sem as unidades técnicas (O'Connor et al., 2013, p. 551). A investigação é, portanto, claramente a favor da Ci precoce em crianças com PANS.

Efeitos dos informadores tardios

Nos casos em que a cognição precoce não foi possível ou não pôde ser realizada por razões relacionadas ao caso e à unidade em particular, existe a possibilidade de implantação posterior de dispositivos cocleares (Heman-Ackah, Roland Jr. & Waltzman, 2012, p. 201). No entanto, pensa-se que a eficácia e os efeitos a longo prazo dessa CIS tardia são diferentes dos da CIS precoce (Heman-Ackah et al., 2012, p. 201). Devido às diferenças no desenvolvimento cognitivo regular e ao feedback ambiental necessário para o processamento de informações do bebé, pensa-se que o CEI precoce facilita um melhor desenvolvimento da linguagem do que o CEI tardio (Heman-Ackah et al., 2012, p. 201). Embora os estudos empíricos avaliem as diferenças a longo prazo entre estes dois períodos de tempo alternativos, os investigadores têm debatido se é possível realizar o CIs demasiado tarde no período de desenvolvimento. Além disso, os benefícios da IA precoce para o desempenho da fala e da linguagem a longo prazo são bastante claros, enquanto menos se sabe sobre os mesmos benefícios da IA tardia (Ingvalson et al., 2013, p. 81). Mesmo em estudos de IA precoce, por exemplo, dos 12 aos 36 meses de idade, as crianças implantadas mais cedo demonstraram ter melhores competências auditivas, bem como melhores competências sociais e autoestima (Heman-Ackah et al., 2012, p. 201). Igualmente importante para a intervenção precoce de crianças com deficiência auditiva é o facto de as crianças com implantes se identificarem mais fortemente com a comunidade auditiva do que as crianças que são implantadas mais tarde (Heman-Ackah et al., 2012, p. 201).

É controverso se existe ou não um período crítico específico para a CI em pessoas com surdez congénita, embora tenha sido demonstrado que os primeiros cinco anos são essenciais para o desenvolvimento auditivo neurológico regular (Sharma & Campbell, 2011, p. 151). Embora o cérebro mantenha a sua neuroplasticidade após esta idade, a experiência de privação auditiva nos primeiros anos pode levar a défices no córtex auditivo ao longo da vida (Heman-Ackah et al., 2012, p. 202). Não foi identificada uma idade exacta que faça a diferença entre os benefícios da deteção precoce e da deteção tardia, embora a deteção e implantação mais precoces estejam quase de certeza associadas a maiores probabilidades de resultados favoráveis no tratamento. Uma 'latência de pico p1' anormal foi encontrada em crianças que receberam um implante após a idade de sete anos (Kral & Sharma, 2012, p. 111). Embora seja necessária mais investigação empírica para investigar estas diferenças, é menos provável que uma deteção e implantação mais tardias resultem num desenvolvimento linguístico semelhante ao dos pares sem perda auditiva diagnosticada **(Kral & Sharma, 2012, p.** 111).

Factores que podem atrasar a implantação

Uma variedade de factores pode influenciar a idade da CI, o que pode levar a atrasos na implantação. Embora os benefícios da deteção e intervenção precoces tenham sido amplamente documentados na literatura (por exemplo, Heman-Ackah et al., 2012, p. 202; Kral & Sharma, 2012, p. 111), muitas crianças permanecem sem diagnóstico e não recebem um implante até bem depois da pré-escola. Fitzpatrick, Johnson e Durieux-Smith (2011, p. 1082) analisaram rastreios auditivos e diagnósticos em crianças de escolas canadianas e descobriram que a idade média do diagnóstico era de nove meses para os 43 indivíduos rastreados. Os investigadores descobriram também que o tempo médio entre o diagnóstico e a implantação era de 9,1 meses. Destas 43 crianças, 18 foram implantadas 12 meses mais tarde. Embora estas medidas de deteção sejam claramente eficazes, existe um atraso considerável entre o diagnóstico e o implante, e estes resultados corroboram estudos semelhantes (Birman, Elliot & Gibson, 2012, p. 1347; Jbarah et al., 2013, p. 205). Os factores que contribuíram para estes atrasos podem ser devidos a perda auditiva progressiva, diagnósticos médicos complicados para além da perda auditiva e outros factores diversos (Fitzpatrick et al., 2011, p. 1082).

Infelizmente, esses atrasos podem levar a défices irreparáveis na função auditiva devido à natureza progressiva da perda auditiva e ao rápido desenvolvimento das estruturas corticais que dependem de estímulos auditivos para o seu crescimento e desenvolvimento (Birman et al., 2012, p. 1347). Jbarah et al. (2013, p. 205) investigaram os efeitos de um CI adicional após um longo intervalo entre dois implantes. Especificamente, o paciente tinha recebido um primeiro implante aos 2,5 anos de idade e o segundo aos 10 anos. Embora a perceção da fala tenha funcionado bem neste caso em particular, o segundo ouvido nunca desenvolveu a inteligibilidade da fala. Este estudo corrobora o estudo de Fitzpatick et al. (2011, p. 1082) e sugere que o implante precoce é crucial para evitar tais danos auditivos permanentes. Outros factores que podem contribuir para atrasos entre a deteção e o implante incluem a burocracia inerente aos departamentos médicos, várias pessoas envolvidas que estão em conflito umas com as outras, uma falta de comunicação e coesão entre o pessoal médico e conflitos de agendamento que podem resultar em pacientes que não são devidamente encaminhados.

Resultados orais da implantação precoce

Está a ser realizado um estudo prospetivo na Austrália (a partir de 2015) para investigar os efeitos longitudinais do desenvolvimento precoce da linguagem em crianças com LC. Num relatório intercalar sobre este estudo (por exemplo, Ching et al., 2009, p. 28), os autores descreveram evidências de competências linguísticas em 87 crianças em idade pré-escolar após a CI. Os resultados destes dados preliminares mostram que as crianças que receberam um implante antes dos 12 meses de idade adquirem competências linguísticas de forma semelhante às dos seus pares. Por outro lado, os resultados das crianças implantadas depois desta altura foram significativamente inferiores à média do seu grupo etário. Embora esses resultados sejam correlativos e preliminares, eles apoiam os estudos mencionados acima (por exemplo, Birman et al., 2012, p. 1347; Fitzpatick et al., 2011, p. 1082; Jbarah et al., 2013, p. 205), que demonstram a necessidade de implantação precoce para promover o desenvolvimento normal da fala.

Kirk et al. (2002, p. 1) também investigaram os efeitos no desenvolvimento da linguagem e nas competências de comunicação em crianças com implantes precoces. Utilizando uma amostra de 106 crianças com deficiência auditiva congénita e implantes cocleares, estes autores encontraram efeitos significativos da idade em várias competências linguísticas e de comunicação. Curiosamente, estes resultados mostraram que o reconhecimento de palavras faladas era de facto melhor em crianças que receberam um implante depois dos cinco anos de idade. Esses resultados contradizem pesquisas anteriores (por exemplo, Holland et al., 2011, p. 38; Mikolajczak et al., 2013, p. 1032), mas provavelmente se devem ao fato de que esses autores não controlaram a aquisição anterior de vocabulário. Em consonância com estudos anteriores, Kirk et al. (2002, p. 1) também descobriram que a implantação mais precoce estava associada a uma aquisição mais rápida da linguagem e, em geral, a melhores habilidades de comunicação. Em particular, os indivíduos implantados antes dos dois anos de idade também tinham melhores capacidades de linguagem expressiva. Embora os estudos divirjam na determinação de uma idade crítica para os ICs, os resultados são bastante consistentes quanto ao facto de que uma implantação mais precoce e um menor atraso entre o diagnóstico e a implantação são importantes para promover competências linguísticas regulares e prevenir deficiências a longo prazo.

2.4 Efeitos no projeto

Com base nestas evidências, há claramente uma maior necessidade de melhorar o diagnóstico e os tempos de tratamento para prevenir a perda auditiva persistente. As estimativas actuais sugerem que o número total de pacientes que necessitam de implante é de apenas dois em cada 1.000 (Bradham & Jones, 2008, p. 1023). No entanto, tem sido demonstrado que as crianças implantadas antes dos 18 meses de idade têm geralmente trajectórias de desenvolvimento da fala semelhantes às dos seus pares com audição normal (Chisholm et al., 2011, p. 35). Por outro lado, a implantação após os 18 meses está associada a trajectórias de desenvolvimento menos favoráveis (Ganek et al. 2012, p. 174). A implantação mais precoce pode ajudar a facilitar o desenvolvimento de sistemas cognitivos que são mais adequados para a aquisição da fala e da linguagem durante os anos da criança (Tomblin et al., 2005, p. 853; Tomblin et al., 2008, p. 1353). Portanto, o tratamento precoce parece ser fundamental para promover o desenvolvimento auditivo regular nos jovens do país.

Os resultados deste estudo também podem ser úteis para os investigadores que tentam compreender os factores que levam a atrasos na implantação. Os resultados deste estudo podem ser utilizados para criar planos de tratamento mais eficazes e diagnósticos mais eficientes no domínio da audiologia. Para além disso, estes resultados podem também ser úteis para os clínicos que pretendam melhorar a eficiência do seu próprio tratamento. Existe uma falta de informação sobre como melhorar os tempos de intervenção para a Cis, e esta falta de investigação pode ter um impacto negativo na prática, uma vez que os profissionais podem atualmente não ter conhecimento sobre como melhorar os seus tempos de tratamento, comunicação e capacidade de colaborar com outros membros da equipa de tratamento interdisciplinar. Por último, estes resultados podem também ser benéficos para os doentes, que beneficiarão de melhores tempos de tratamento e de um melhor conhecimento do impacto destes atrasos no tratamento sobre a audição a longo prazo.

2.5 Resumo e conclusão

Nesta secção, foi analisada a literatura atual sobre os diagnósticos cis, e períodos de implantação. A literatura foi revista com base em cinco temas principais, incluindo: UNHS, implantação precoce de IC, efeitos do IC tardio, factores que podem atrasar a implantação e resultados linguísticos da implantação precoce. A partir dos resultados desta revisão, parece que a implantação precoce está associada a melhores competências linguísticas e de comunicação, bem como a benefícios adicionais, como o aumento da autoestima e das competências sociais. A deteção e intervenção precoces são, portanto, cruciais. Um fator que contribui para o atraso da implantação é o tempo que decorre entre a deteção e o tratamento, devido a uma prática ineficaz e a um processo de encaminhamento ineficiente que envolve vários especialistas que trabalham em conjunto em diferentes áreas do hospital. Infelizmente, poucos estudos investigaram os factores que contribuem para estes atrasos, nem a forma como podem ser melhorados. Devido a estas lacunas no processo de referenciação, a equipa interdisciplinar é uma entidade multidimensional que inclui a comunicação e a colaboração entre vários membros da equipa de cuidados. Os resultados deste estudo destinam-se a beneficiar os investigadores que procuram identificar os factores associados a melhores resultados do tratamento, os profissionais que procuram melhorar a eficácia do seu próprio tratamento e os doentes afectados por estes melhores resultados da investigação. A secção seguinte descreve a metodologia utilizada neste projeto.

CAPÍTULO 3: METODOLOGIA
3.1 Introdução

É evidente que o implante precoce é necessário para prevenir a perda auditiva a longo prazo, e a redução do atraso entre a deteção e o implante pode servir como um motor para um implante mais precoce. Embora numerosos trabalhos de investigação tenham salientado as desvantagens destes atrasos, poucos estudos investigaram os factores específicos que conduzem aos atrasos ou a forma como estes podem ser melhorados para incentivar uma implantação mais precoce. O processo multidisciplinar de diagnosticar um doente e depois encaminhá-lo para um especialista para análise e tratamento adicionais envolve uma burocracia e ineficiências significativas que podem ser prejudiciais para a saúde do doente. Atualmente, os doentes são examinados em várias clínicas multidisciplinares em diferentes hospitais da empresa antes da implantação, o que explica o longo tempo de espera dos doentes, em média 14 meses. Este longo e complicado processo de encaminhamento é, como já foi referido, moroso e é ainda mais complicado pelo facto de os pais terem de estar presentes em cada consulta. No entanto, se um doente faltar a uma consulta marcada, a responsabilidade de estabelecer contacto perde-se muitas vezes entre as várias clínicas envolvidas no processo, uma vez que nenhuma é oficialmente responsável. O objetivo deste estudo é, portanto, investigar mais pormenorizadamente estes factores de atraso. Ao examinar os problemas enfrentados por esta clínica de audiologia em particular, podemos aprender mais sobre como estes problemas podem ser melhorados no campo da audiologia como um todo. A informação obtida junto do pessoal deste departamento e dos pacientes pode fornecer provas claras para melhorar a

eficiência do tratamento em relação à CI.

Ao realizar este projeto, o investigador principal (autor) utilizará uma abordagem multidimensional para considerar todos os aspectos dos cuidados de enfermagem. Este projeto basear-se-á principalmente na estrutura da Qualidade dos Cuidados (QOC) de Donabedian (1988, p. 1743), que conceptualiza três dimensões dos cuidados no contexto clínico. Estas dimensões incluem a estrutura, o processo e o resultado. Na presente proposta, a estrutura organizacional do departamento existente é analisada utilizando este modelo como quadro orientador. Em combinação com o quadro de Donabedian (1988, p. 1743), são também aplicados modelos adicionais de desenvolvimento organizacional para atingir os objectivos acima referidos. O programa empreendido no âmbito deste estudo baseia-se na estrutura da organização, que identifica a hierarquia organizacional, as principais partes interessadas e a cadeia de comunicação necessária para facilitar a mudança. (Figura 1) fornece uma

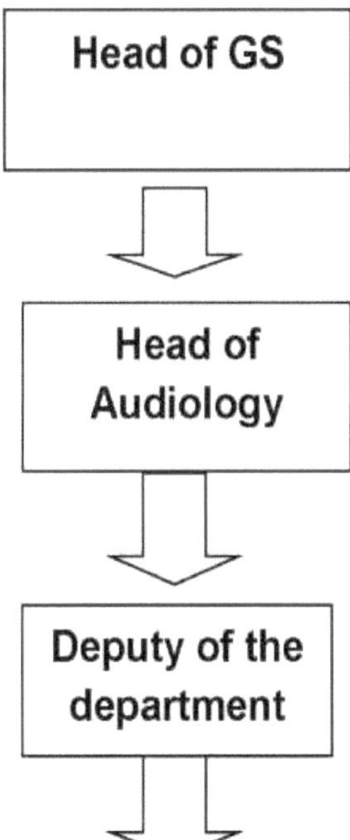

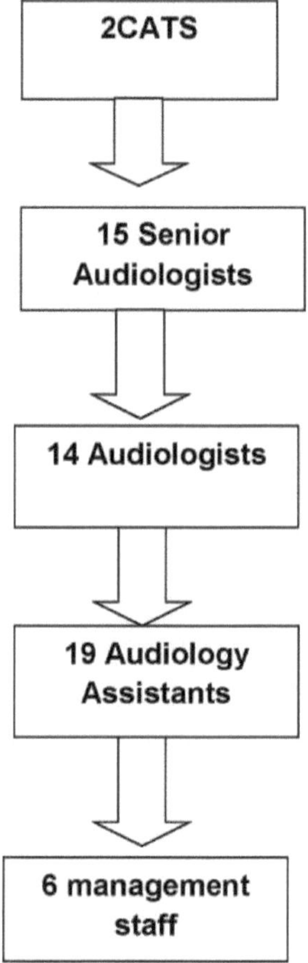

Figura 1: Estrutura organizacional da Clinic CI

Esta secção apresenta a metodologia proposta para ser utilizada no projeto de mudança organizacional apresentado. Em primeiro lugar, são discutidos os indicadores-chave de desempenho (KPIs) para avaliar a mudança, seguidos de uma análise crítica das diferentes abordagens de DO que podem ser aplicáveis a este projeto. Com base nesta análise, serão seleccionados modelos de DO relevantes e aplicados à intervenção proposta. A fundamentação do modelo proposto é então discutida com base nas

evidências apresentadas nesta revisão crítica. Este modelo de DO é então discutido em mais pormenor, e a forma como é combinado com
o principal trabalho de qualidade dos cuidados utilizado para orientar a intervenção (ou seja, o modelo de Donabedian, 1988, 1743). Cada fase do processo de mudança é depois analisada em mais pormenor, incluindo o planeamento da implementação, a implementação e a integração. Esta secção termina com um breve resumo e um esboço dos conceitos-chave.

3.2 KPIs (indicadores-chave de desempenho)

Os KPIs referem-se a variáveis relevantes que podem ser utilizadas para demonstrar a eficácia de uma determinada intervenção de mudança (Neiger et al., 2012, p. 159). Estas variáveis servem como provas objectivas e mensuráveis da mudança e podem ser utilizadas para modificar a intervenção existente. Após o estabelecimento de variáveis relevantes para a missão, metas e objectivos das partes interessadas da organização, estes KPIs fornecem evidências claras para que cada uma destas entidades possa observar o impacto de uma mudança proposta. Cada objetivo deve ser cuidadosamente avaliado e reavaliado para avaliar o impacto do projeto e tranquilizar as principais partes interessadas (Yuan et al., 2011, p. 252). Os KPIs serão cuidadosamente seleccionados para efeitos deste estudo com base nas necessidades de tratamento dos doentes e nas lições aprendidas em estudos semelhantes.

Para efeitos deste projeto de mudança, os KPIs consistirão em vários resultados relacionados com os objectivos e finalidades descritos acima. Especificamente, o número documentado de casos diagnosticados de crianças com PANS bilateral grave a profunda tratadas na clínica multidisciplinar de IC até ao final de novembro de 2014 servirá como KPI neste estudo. Esta variável foi selecionada porque o número de pacientes tratados na clínica está diretamente relacionado com o número de deficiências auditivas congénitas e fornece informações sobre a atual capacidade operacional desta clínica. Este indicador é também influenciado pelo pessoal administrativo do Comité CI e serve como evidência da eficiência organizacional da clínica. O tempo médio de 14 meses entre o diagnóstico da perda auditiva e a implantação do CI servirá como outro KPI neste estudo, uma vez que o objetivo principal é reduzir este tempo. A diferença entre o tempo decorrido entre o diagnóstico e o tratamento antes e depois da intervenção fornecerá uma indicação da eficácia do projeto de mudança. Em terceiro lugar, o número de pacientes registados na clínica será utilizado para estimar a prevalência e o volume de casos na clínica, em vez do número de pacientes que não comparecem aos acompanhamentos atribuídos. Este KPI é utilizado porque muitos casos de CI desaparecem entre o diagnóstico e o tratamento na atual clínica de audiologia. Por fim, o número de encaminhamentos inadequados de doentes para diferentes clínicas é utilizado como um KPI para a eficiência e capacidade de colaboração deste departamento. De acordo com todos os membros do CI, é função do pessoal administrativo estabelecer contacto direto com as famílias para organizar visitas ao domicílio ou fazer apresentações a estas e ao público. Por conseguinte, este KPI servirá para comprovar o impacto do pessoal administrativo no tempo que decorre entre o diagnóstico e o tratamento das crianças com PANS (14 meses em média).

3.3 Análise crítica das abordagens de revisão

OD refere-se a qualquer estratégia deliberada destinada a melhorar a eficiência operacional da organização para atingir os seus objectivos (Duckers et al., 2011),

p. 18). Este programa também se baseia na definição de DO desenvolvida por

Cummings & Worley (2014, p. 7), segundo os quais este processo envolve uma implementação sistemática e a divulgação de resultados de investigação únicos para proporcionar um quadro prático mais gratificante e mais bem planeado para aumentar a eficácia da

de uma organização. Esta definição enfatiza a complexidade da revisão e a necessidade de incluir múltiplas variáveis de medição e abordagens para implementar a mudança desejada. Para além disso, este estudo utilizará também a concetualização de Senior e Swailes (2010, p. 10) sobre o DO, em que este processo é dinâmico e participativo. Segundo estes investigadores, a investigação-ação é um método fundamental para a implementação do DO, uma vez que o DO é um processo contínuo que requer uma autorreflexão consistente e a consideração da eficácia organizacional. Por esta razão, uma metodologia de investigação-ação é também integrada no paradigma global do DO para orientar as fases de recolha e análise de dados.

Há um grande número de teorias e abordagens ao desenvolvimento organizacional que foram testadas empiricamente na literatura. Embora o desenvolvimento organizacional seja largamente interdisciplinar, baseia-se predominantemente na psicologia e nas ciências comportamentais. A dinâmica de grupo e a investigação-ação, por exemplo, são duas abordagens iniciais da teoria do DO que enfatizam a natureza colaborativa entre clientes e profissionais para atingir os objectivos organizacionais (Duckers et al., 2011, p. 18). Este modelo foi alargado na década de 1970 (Coghlan, 2011, p. 46) para enfatizar os valores humanistas necessários para impulsionar o desenvolvimento organizacional, por oposição aos objectivos estritamente orientados para as tarefas e tangíveis no âmbito de uma determinada associação. Embora existam estratégias práticas específicas para a revisão, a investigação tem apoiado fortemente a inclusão de abordagens humanistas, tais como a melhoria da confiança dos trabalhadores e dos clientes, a criação de oportunidades para que os trabalhadores realizem todo o seu potencial e o encorajamento, tanto quanto possível, da estimulação e do entusiasmo relacionados com o trabalho (Coghlan, 2011, p. 46).

Na perspetiva da enfermagem clínica, este estudo baseia-se essencialmente no modelo de qualidade de enfermagem de Donabedian (1988, p. 1743) para orientar o processo de intervenção. Embora não seja especificamente um modelo de revisão, este quadro de referência para a enfermagem destaca dimensões do crescimento organizacional que se relacionam especificamente com o contexto dos cuidados de saúde. Este modelo parte do princípio de que a qualidade dos cuidados de saúde depende de uma rede de objectivos de tratamento relacionados com a estrutura, o processo e os resultados (Zumsteg et al., 2012, p. 386). A estrutura refere-se a factores que se relacionam diretamente com os cuidados clínicos, enquanto os factores relacionados com o processo são todas as actividades que constituem a dinâmica dos cuidados de saúde (Nancarrow et al., 2013, p. 66). Por último, os resultados referem-se a todos os efeitos que são comprovadamente atribuíveis ao tratamento ou à mudança (Crossley & Jolly, 2012, p. 28). Este modelo proporciona um quadro eficaz a partir do qual se podem orientar as mudanças relacionadas com os cuidados no ambiente dos cuidados de saúde (Crossley & Jolly, 2012, p. 28). Cada fase do modelo fornece uma abordagem de desenvolvimento baseada em processos para melhorar os resultados dos cuidados no contexto clínico (Nancarrow et al., 2013, p. 66).

Além disso, este projeto de mudança combinará modelos conceptuais de campos vizinhos que podem complementar o modelo de Donabedian (1988, p. 1743). Maon, Lindgreen e Swaen (2010, p. 20) examinaram recentemente diferentes abordagens ao desenvolvimento organizacional e concluíram que um modelo consolidado que incorpora "aspectos morais, culturais e estratégicos do processo de desenvolvimento da RSE" é benéfico para abordar cada elemento do processo de mudança e desenvolvimento. Este modelo também destaca a necessidade de incorporar factores culturais para facilitar o crescimento, bem como a integração dos valores e da cultura organizacionais nas operações diárias (Maon et al., 2010, p. 20). Este modelo tem sido elogiado pela sua ênfase tanto na responsabilidade corporativa como social (Freeman & Hasnaoui, 2011, p. 419), bem como pela sua natureza multidimensional, que se acredita integrar componentes essenciais necessários para facilitar a mudança (Costa & Menichini, 2013, p. 150).

Por último, o modelo "Planear, Estudar, Fazer, Agir" (Dur, 2013, p. 34) para a mudança organizacional e a melhoria da qualidade é incorporado neste projeto de mudança. O modelo PDSA tem por objetivo reduzir o fosso entre as mudanças desejadas pela organização e a sua capacidade de implementar essas mudanças na prática (Lehman et al., 2011, p. 252). O objetivo deste modelo é ajudar a implementar as mudanças necessárias, examinando a natureza e o contexto da mudança e a forma como essas mudanças são implementadas (Hoffman et al., 2012, p. 234). Perguntas como "O que é que a organização está a tentar alcançar?" e "Como podemos medir esta mudança?" são pontos focais importantes dentro deste quadro e serão revisitadas ao longo deste estudo (Esain et al., 2012, p. 565). O conceito PDSA é cíclico e reflecte a abordagem de investigação-ação adoptada neste estudo. Uma vez que a cooperação para o desenvolvimento é um processo contínuo, tanto o modelo PDSA como a investigação-ação contribuem para a melhoria contínua da qualidade, por oposição a uma intervenção de mudança pontual (Kaplan et al., 2012, p. 13). Além disso, o modelo PDSA exige que sejam incluídos no plano objectivos específicos e orientados no tempo, para que todos os envolvidos estejam conscientes do seu papel no âmbito da intervenção (Taxman & Rudes, 2013, p. 7). A combinação de modelos e quadros utilizados neste estudo ajudará a garantir que todos os elementos da organização sejam incluídos no projeto global

(Lees, Chapman & Dickson, 2011, p. p25).

1.4 Justificação do modelo de DO selecionado

O modelo de Maon et al. (2010, p. 20) é um dos quadros mais recentes a ser proposto e testado no domínio da dinâmica organizacional, embora as primeiras investigações tenham demonstrado a sua potencial eficácia. Por exemplo, Costa e Menichini (2013, p. 150) forneceram uma elaboração dos princípios apresentados por Maon et al. (2010, p. 20), destacando a inclusão da responsabilidade social, do compromisso organizacional e da melhoria da perceção das partes interessadas no modelo. De acordo com estes investigadores, a lealdade do cliente, a reputação corporativa e a rentabilidade dependem destas percepções das partes interessadas (Costa & Menichini, 2013, p. 150). Estas percepções são cruciais para atingir os indicadores-chave de desempenho acima descritos, bem como para melhorar a eficiência e o desempenho organizacional (Costa & Menichini, 2013, p. 150). Uma abordagem multidimensional, tal como proposta por Maon et al. (2010, p. 20), é holística e considera os factores sociais, organizacionais e individuais que são todos críticos para os resultados dos doentes.

Uma vez que os problemas na atual clínica de audiologia são de natureza multidisciplinar, prevê-se que uma abordagem multidimensional seja a mais eficaz para resolver os KPI acima referidos. A investigação não conseguiu identificar as variáveis específicas que são mais responsáveis pelos atrasos na implantação após a identificação precoce de crianças com perturbações auditivas congénitas, embora se reconheça que o problema é multifacetado (Prajogo & McDermott, 2011, p. 712). Por conseguinte, o quadro de desenvolvimento organizacional multidimensional de Maon et al. (2010, p. 20) foi considerado o mais adequado para o presente projeto. A combinação do modelo multidimensional de Maon et al. (2010, p. 20) com o quadro de cuidados de Donabedian (1988, p. 1743) fornece um quadro concetual amplo para esta intervenção que tem em conta as necessidades de todas as partes interessadas envolvidas.

1.5 Modelo OD (HSE)

Com base na revisão da literatura e na fundamentação apresentada acima, o modelo de cuidados de Donabedian (1988, p. 1743) e o modelo multidimensional de DO de Maon et al. (2010, p. 20) foram seleccionados como os quadros orientadores do presente projeto. Cada um destes modelos baseia-se na promoção da responsabilização organizacional através do desenvolvimento de elementos morais, culturais e estratégicos das operações de uma organização para permitir um melhor desempenho (Maon et al., 2010, p. 21). O modelo contém um processo de sete fases para o desenvolvimento organizacional e a promoção deste sentido de responsabilidade social. Estas sete fases são também expressas em torno de três entidades culturais, incluindo a aversão à responsabilidade social, a compreensão da responsabilidade organizacional e a incorporação da responsabilidade organizacional (Maon et al., 2010, p. 20).

A fase de relutância inclui, em particular, a rejeição, enquanto a fase de apreensão cultural inclui a auto-proteção, o esforço de conformidade e a procura de competências (Maon et al., 2010, p. 22). A fase de incorporação inclui a prestação de cuidados, a definição de estratégias e a transformação. Cada uma destas fases descreve uma área onde pode ser criada uma maior coerência e estrutura para melhorar o DO na prática, as relações com os clientes, as percepções das partes interessadas e o desempenho global (Maon et al., 2010, p. 22). Este modelo também assume que o desenvolvimento organizacional não é estático, mas um processo dinâmico e contínuo dentro de uma organização. O modelo incentiva a flexibilidade e a resolução criativa de problemas para atingir os objectivos de desenvolvimento e reconhece que este processo não é linear (Maon et al., 2010, p. 23).

A hipótese é que a combinação deste modelo multidimensional com a estrutura de enfermagem de Donabedian (1988, p. 1743) ajudará a consolidar o processo de mudança numa estrutura coerente que incorpora os valores e as necessidades dos doentes, do pessoal e de outras partes interessadas importantes. Enquanto o modelo de Maon et al. (2010, p. 22) se centra na revisão, o modelo de Donabedian (1988, p. 1743) considera as áreas de mudança que são especificamente necessárias no ambiente de cuidados clínicos. Portanto, essas duas abordagens podem fornecer a abordagem mais eficaz para a mudança organizacional nesta clínica de audiologia em particular.

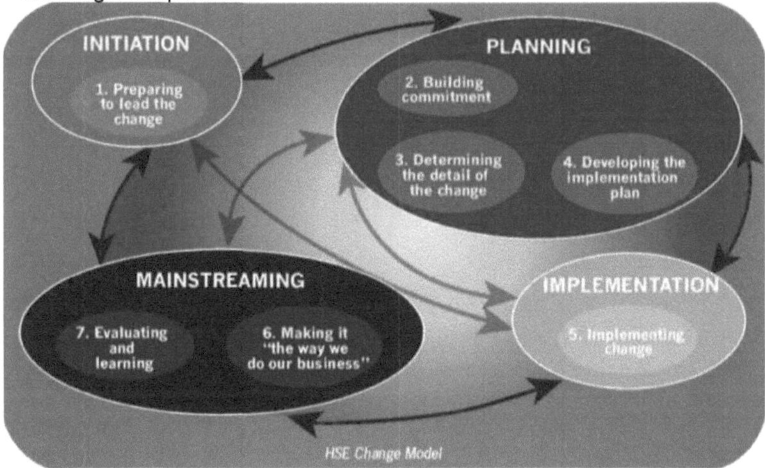

Modelo de mudança de HSE, adaptado de (HSE 2008).

Para além de aderir aos modelos descritos acima, este projeto terá em conta o plano de iniciação de projectos do Governo do Reino Unido apresentado como parte da sua iniciativa para melhorar a prestação de infra-estruturas nas suas organizações nacionais (ver gov.uk, 2014, p. 1). Em particular, este projeto utilizará as orientações de iniciação para apoiar a tomada de decisões estratégicas e reunir as capacidades das partes interessadas e da organização na realização deste projeto de mudança. As visões gerais da implementação deste estudo e o fluxograma do processo de avaliação (Anexo n° 1). Em conjunto com o modelo acima, considera-se que esta estrutura fornece uma abordagem mais sistemática e objetiva para iniciar o projeto. Além disso, esta estrutura envolve a utilização de ferramentas de avaliação para identificar a complexidade e o contexto do ambiente do projeto, as exigências do pessoal e a capacidade da organização para responder a essas exigências, e considerações para melhorar as capacidades organizacionais. Especificamente, este projeto seguirá um plano de implementação modular que se centra na melhoria da compreensão da complexidade versus capacidade, identificando e analisando as opções disponíveis para o conseguir, planeando para atingir estes objectivos e assegurando que os planos são melhorados durante a fase de implementação. Alguns dos membros da clínica multidisciplinar não estavam motivados para participar nesta clínica, pois esperavam uma carga de trabalho pesada quando a proposta fosse implementada. Para ultrapassar esta resistência, o Quadro 1 identifica vários métodos para ultrapassar a resistência à mudança. As questões de planeamento e implementação são discutidas mais detalhadamente a seguir.

Approach	Situation	Result
Education and Presentation	Where the member of the clinic are not aware of the objectives and the benefit of such clinic	Once they are persuaded, the members will participate positively in implementation of the change.
Open discussion with the members(informal meeting)	If the member not sure about a lot of inquiry which affect them personally. Misunderstanding or loss of trust may leads to resistance.	As this type on informal meeting will be held, the staff will establish common ground and find answer to their questions.
Successful experiences	Resistance to change should be taken seriously, as they need to be reassured that similar changes were done with successful results.	This type of experiences will encourage the members to participate in this changing project.

Adaptado de Best of HBR (2008)

Planeamento

De acordo com o gov.uk (2014, p. 9), "a abordagem mais importante para planear uma organização optimizada é o desenvolvimento de uma estratégia de DO". O planeamento compreende três elementos, incluindo o contexto, a conceção e o desenvolvimento (gov.uk, 2014, p. 9). No âmbito dos elementos de contexto, são considerados os factores de influência externa, os pontos fortes e fracos da organização, as oportunidades e ameaças, o risco e a recompensa, o sucesso e o desenvolvimento, e os aspectos culturais (Wang, Chen & Chen, 2012, p. 119). O quadro PESTEL é utilizado para analisar o ambiente externo (Anexo 2), enquanto o quadro SWOT é utilizado para analisar o ambiente interno (Anexo 3). Em termos de conceção, adoptada pelo departamento do autor, o governo do Reino Unido incentiva a manutenção de todo o trabalho e competências dentro da organização e a identificação do que não pode ser feito dentro da organização e das ferramentas relevantes para analisar os KPI. Esta fase requer também uma análise dos recursos disponíveis e das estruturas organizacionais, bem como dos comportamentos de liderança (Wang, Chen & Chen, 2012, p. 119). A ficha de histórico da avaliação audiológica deverá ser conhecida e acessível a toda a equipa multidisciplinar (Anexo n° 5), sendo que a avaliação do TVA também estará disponível em simultâneo (Anexo n° 6).Por fim, a fase de desenvolvimento consiste em compreender a lacuna de capacidades na organização, identificar a extensão da mudança necessária para atingir os objetivos, identificar a capacidade organizacional para atingir esses objetivos e estabelecer um quadro detalhado para desenvolver e avaliar o desempenho. (gov.uk, 2014, p. 9).

Realização

A fase de implementação deste projeto permitirá ao investigador principal aplicar os conhecimentos e as competências adquiridas durante o programa de estudos teóricos em situações da vida real. Este projeto envolve um curso de ação planeado para aplicar competências diretamente relacionadas com a revisão e exige que esse plano possa ser concebido e iniciado num contexto clínico. Durante a fase de implementação, garantir que os planos de melhoria estão em conformidade com a fase de iniciação e planeamento (Pollack, 2012, p. 877). É utilizado um diagrama de Gantt para descrever as tarefas que serão seguidas para implementar este processo de mudança (Anexo n.º 4). A aplicação dos princípios acima referidos na fase de implementação ajudará a determinar e a melhorar a organização do projeto, bem como a determinar os parâmetros ideais para os KPIs acima referidos, relacionados com a prestação de serviços internos e externos.

Além disso, este procedimento ajuda a identificar eventuais lacunas ou pontos de transição

entre a abordagem de gestão existente e o processo de mudança (Pollack, 2012, p. 877). O mais importante nas fases de implementação é garantir que o processo é consistente com todos os comportamentos associados à implementação do plano (Pollack, 2012, p. 877). As etapas anteriores devem determinar se a melhoria das capacidades é ou não apropriada para a organização atual ou se o âmbito da mudança é apropriado (Friedman et al., 2013, p. 6).

Integração

O mainstreaming será também um foco importante no âmbito deste projeto. Ao implementar este programa de OD aplicado, serão feitos esforços para promover a igualdade nos cuidados e o projeto será implementado de acordo com toda a legislação nacional aplicável relativa aos direitos humanos e à igualdade no local de trabalho. A prática inclusiva será também um foco importante na implementação deste projeto. As pessoas com deficiência auditiva congénita são consideradas portadoras de uma deficiência e a inclusão da deficiência desempenhará um papel importante no desenvolvimento da organização existente (Pearson et al., 2011, p. 239).

Os esforços de integração incluem, em particular, a obtenção de estatísticas e legislação relevantes, o desenvolvimento de uma visão organizacional relativamente à integração e às práticas inclusivas, a comunicação eficaz desta mensagem em toda a organização, a implementação de estratégias especificamente destinadas à inclusão da deficiência, a familiarização com vários instrumentos e ferramentas para avaliar a eficácia da integração e o acompanhamento da formação organizacional e da facilitação dos esforços de integração (International disability andDevelopment Consortium, 2012, p. 1). Os esforços para melhorar o acesso às políticas, sistemas e disposições de integração são incentivados ao longo de todo o processo de mudança. A investigação (por exemplo, Pearson et al., 2011, p. 239) demonstrou que os esforços de integração não só cumprem os objectivos em matéria de direitos humanos como também melhoram a eficiência organizacional. Por conseguinte, a integração será uma parte integrante do plano global de mudança.

1.6 Gestão do risco

Um passo importante na implementação deste plano de OD é a avaliação dos riscos associados (Jafari et al., 2011, p. 309). Além disso, é crucial que a magnitude deste risco seja ponderada em relação aos potenciais benefícios da informação obtida com a realização do estudo (Paape & Spekle, 2012, p. 533). As principais áreas de risco que podem ter impacto nas pessoas envolvidas neste projeto incluem questões de segurança, riscos relacionados com a prática, riscos relacionados com o tratamento, considerações financeiras e quaisquer outras áreas em que este estudo possa ter um impacto potencialmente adverso (Smith, 2011, p. 111). Para cada uma destas áreas de risco identificadas, a fonte é considerada em primeiro lugar, e são feitas tentativas para reduzir ou mitigar essa fonte (Besner & Hobbs, 2012, p. 230). Os sinais de risco são medidos para determinar a sua magnitude e o seu impacto imediato e a longo prazo nas pessoas envolvidas no estudo (Talbot, Perrin & Meakin, 2014, p. 109). Com base nesta magnitude, cada área de risco é objeto de uma avaliação mais aprofundada e é tomada uma decisão sobre a aceitação ou rejeição do risco como inerente à conceção do programa e a tentativa de o mitigar (Clancy & Happell, 2014, p. 21). Qualquer risco que seja aceite continuará a ser monitorizado e medido para determinar o seu impacto a longo prazo nos objectivos pretendidos do programa (Ross et al., 2014, p. 45).

1.7 Resumo e conclusão

Esta secção descreve a metodologia a utilizar neste estudo. Em primeiro lugar, foi apresentada a estratégia global de mudança organizacional e os KPIs a serem utilizados como pontos de avaliação no âmbito do projeto. Em seguida, foi apresentada uma panorâmica crítica das abordagens de DO, com destaque para os modelos mais modernos que combinam múltiplas perspectivas teóricas. Em seguida, foi apresentada uma justificação para os modelos utilizados no estudo, com base numa revisão das descobertas recentes no domínio da transferibilidade e da audiologia. Em seguida, foi apresentada uma descrição mais pormenorizada dos princípios e componentes deste modelo. Os elementos individuais do processo de mudança foram então discutidos, incluindo a iniciação, o planeamento, a implementação e a integração. Finalmente, a metodologia utilizada neste projeto é descrita de acordo com as linhas de projectos semelhantes (por exemplo, McAlearney et al., 2013, p. 86; Severn, Searchfield & Huggard, 2012, p. 3) que procuraram acelerar a eficácia organizacional.

4.1 Introdução

No processo de desenvolvimento organizacional, a avaliação do progresso é essencial para compreender se a mudança foi eficaz e para identificar áreas que precisam de ser ajustadas ou melhoradas (Russ-Eft, 2014, p. 545). As principais questões a considerar na fase de avaliação incluem se a intervenção alcançou ou não o objetivo pretendido, o que foi exatamente alcançado, a eficácia das métricas utilizadas, os métodos de monitorização e avaliação durante o período, as mudanças internas, o que funcionou e o que não funcionou, e como a intervenção terá impacto em intervenções futuras (Russ-Eft, 2014, p. 545). Esta secção apresenta uma visão geral da estrutura do programa, bem como dos resultados esperados e dos indicadores utilizados para avaliar esses resultados. Em seguida, discute os métodos de avaliação, os objectivos precisos, a metodologia e as medidas. Em seguida, são apresentados os resultados previstos e o plano de divulgação planeado. Esta secção termina com um breve resumo e um esboço dos pontos principais.

4.2 Visão geral da estrutura dos OD e dos resultados esperados

Vários modelos de DO já foram apresentados para servir de guia para a implementação deste projeto. Estes incluem o modelo de Donabedian (1988, p. 1743) e o quadro multidimensional de Maon et al. (2010, p. 20). O modelo de Maon et al. (2010, p. 20) é holístico e centrado na revisão em geral, enquanto o modelo de Donabedian (1988, p. 1743) se refere especificamente ao sector da saúde. Acredita-se que a combinação destes dois quadros fornece uma abordagem que é conducente à natureza interdisciplinar desta clínica de audiologia em particular. Além disso, a inclusão da estrutura PDSA fornecerá um processo sistemático para a avaliação dos KPIs listados acima e incentivará a reflexão contínua sobre os factores que podem levar a melhores resultados organizacionais neste departamento de audiologia.

A estrutura da revisão neste estudo também pode ser avaliada com base no modelo de mudança do Health Service Executive (HSE, 2006, p. 2). Este modelo está dividido em quatro fases-chave (isto é, iniciação, planeamento, implementação, integração), que já foram introduzidas acima. Estas fases estão inter-relacionadas, com a iniciação a facilitar o planeamento, enquanto o planeamento pode influenciar a implementação. A implementação pode então influenciar os esforços subsequentes de mainstreaming da mesma forma que o planeamento e a iniciação. A fase de iniciação consiste na preparação dos esforços de mudança no seio da organização (HSE, 2006, p. 2). Este processo consiste na recolha de dados dentro da organização relativamente aos tempos de tratamento e na medição de todos os KPIs discutidos acima, relacionados com os objectivos deste estudo. O planeamento consiste então em elaborar os esforços de mudança, selecionar os resultados pretendidos e desenvolver o plano de ação específico. O programa é então implementado de acordo com os KPIs e os objectivos descritos acima. Por último, os esforços de integração consistem em analisar os resultados visados e os KPI e em avaliar estes dados para tirar conclusões sobre a eficácia da intervenção e a sua aplicação na prática.

O modelo de Senior e Swailes (2010, p. 10) para a gestão da mudança organizacional também será útil para avaliar a eficácia do projeto existente. Este modelo tem por objetivo considerar o lado social da mudança organizacional, incluindo a liderança cultural e as questões políticas que podem ter impacto nos resultados do programa (Senior & Swailes, 2010, p. 10). Na gestão da mudança, estes construtos são mais difíceis de avaliar, uma vez que são menos diretamente visíveis ou mensuráveis. Ao avaliar a mudança do sistema, a consideração destes factores pode ter um grande impacto sobre o sistema e o seu ambiente, bem como sobre os subsistemas interdependentes (Senior & Swailes, 2010, p. 10). Esta perspetiva é importante para avaliar a adaptabilidade, a interdependência e a dinâmica da organização (Senior & Swailes, 2010, p. 10). Cada um destes factores é necessário para implementar mudanças a longo prazo e monitorizar potenciais riscos ou ameaças aos objectivos globais da organização.

Finalmente, este projeto baseia-se na abordagem de investigação-ação de Coghlan e Brannick (2014, p. 3). Esta metodologia de investigação é predominantemente qualitativa e observacional e baseia-se na premissa filosófica de que a mudança deve provir da própria organização (Coghlan & Brannick, 2014, p. 3). Além disso, a investigação-ação pressupõe que a participação no processo de investigação é essencial para compreender os determinantes necessários da mudança. Este modelo de investigação é experimental e útil para criar o plano de implementação necessário para realizar os procedimentos deste estudo. A combinação destes quadros garantirá que todos os riscos são corretamente avaliados e que são tomadas as medidas necessárias para mitigar estas potenciais ameaças ao sucesso da organização.

4.3 Avaliação

A avaliação é "um processo planeado para avaliar em que medida o

o trabalho efectuado atingiu os objectivos pretendidos" (Foster, 2013, p. 1). Em

Para além do modelo utilizado como guia para este processo de avaliação, as métricas utilizadas são

utilizadas para avaliar resultados específicos devem ser válidas e fiáveis (Colyvas, 2012, p. 167). A métrica específica a utilizar depende dos objectivos definidos no projeto, que foram enumerados na secção sobre a metodologia.

Objectivos do processo de avaliação

Como mencionado acima, o objetivo deste estudo é reduzir os tempos de intervenção e de implantação de CI em crianças com PANS bilateral para um máximo de quatro meses. Ao avaliar os KPIs e as variáveis de resultados objectivos no âmbito deste estudo, serão observadas as tendências em termos de ineficiências e áreas de melhoria na clínica. Essas métricas podem então ser usadas para avaliar o progresso na melhoria após a intervenção.

Métodos e medidas de avaliação

Neste estudo, é utilizada uma abordagem de investigação-ação para avaliar os resultados da mudança relacionados com o diagnóstico e os tempos de tratamento dos implantes cocleares. A investigação-ação foi concebida para envolver o investigador principal no processo de mudança (McVicar, Munn-Giddings & Seebohm, 2013, p. 18). Especificamente, estes esforços de mudança consistem em refletir pessoalmente sobre as responsabilidades organizacionais e as potenciais oportunidades para aumentar a eficácia organizacional. O investigador principal informará regularmente os membros da organização sobre a redução dos tempos de tratamento e o seu impacto nos resultados organizacionais e clínicos. Além disso, será responsável pelo estabelecimento de directrizes claras para a deteção precoce e pela promoção da sensibilização para estas directrizes através da formação e educação de indivíduos nesta área. Como é habitual nos estudos de investigação-ação, a forma precisa como estes processos emergem desenvolver-se-á organicamente ao longo do estudo. Através de uma reflexão pessoal sobre o papel do indivíduo dentro da organização e os métodos através dos quais o investigador principal pode provocar a mudança, pode ser dada uma direção mais clara às orientações e procedimentos necessários para acelerar o diagnóstico e os tempos de tratamento associados à SCI. O investigador principal desempenhará um papel ativo na promoção da mudança e na redução dos tempos de tratamento.

Os métodos de medição incluem uma reflexão pessoal consistente ao longo do processo de mudança, de acordo com o processo tradicional de investigação-ação. Este processo envolve inicialmente o diagnóstico do problema, a recolha de dados sobre a extensão do problema e o planeamento de um curso de ação. Numa segunda fase, o processo de aprendizagem e as etapas de ação são implementados, o que inclui a prestação de orientações educativas e claras, baseadas em provas, aos membros relevantes da organização, a fim de reduzir o tempo que decorre entre o diagnóstico e a operação. Finalmente, os resultados consistirão na avaliação dos KPIs acima referidos e na medição da eficácia do processo de mudança. As variáveis de resultados específicas a utilizar neste estudo basear-se-ão nos KPI e nos objectivos descritos nas secções anteriores. Estas variáveis incluem:

1. A percentagem de casos de PANS bilateral e congénita observada desde o início do estudo até março de 2015.

2.   O tempo médio entre o diagnóstico de uma doença grave a profunda
PANS bilateral e cirurgia efectiva.

3.   O número e a percentagem de doentes que não comparecem a

uma consulta

encaminhamentos no decurso do estudo.

4. Número e percentagem de reencaminhamentos inadequados efectuados durante o estudo.

Resultados

As frequências e as medidas de tendências centrais para cada uma das variáveis de resultado acima referidas serão utilizadas para determinar a eficácia deste processo de mudança organizacional. Os dados preliminares sobre os KPIs e os objectivos acima descritos servirão como prova da eficácia da conceção deste programa. Esta informação será utilizada para efetuar alterações ao programa no decurso da intervenção, com base nas necessidades de cada um dos intervenientes, e para efetuar mudanças para o futuro. Com base no quadro cíclico PDSA e na natureza participativa do processo de mudança, as reflexões do investigador principal desempenharão um papel fundamental na avaliação do êxito deste programa.

Os resultados deste estudo demonstrarão até que ponto uma mudança organizacional orientada para a ação, baseada num modelo multidimensional de transferência e de cuidados, pode reduzir o tempo entre o diagnóstico e o tratamento nesta clínica de audiologia. Os dados quantitativos fornecerão provas concretas da eficácia do programa, enquanto as reflexões pessoais do investigador principal fornecerão uma visão qualitativa considerável sobre as causas e os factores determinantes desta mudança. Os resultados deste estudo serão úteis para as clínicas de audiologia que procuram melhorar a sua eficiência e qualidade de cuidados. Além disso, os resultados deste estudo serão úteis para os investigadores que procuram estratégias para melhorar a eficiência nas organizações. Por último, estes resultados também serão benéficos para os doentes que procuram reduzir o tempo entre o diagnóstico e o tratamento. Uma vez que a deteção e o tratamento precoces são fundamentais para prevenir a perda auditiva a longo prazo, este estudo ajudará a influenciar positivamente o ambiente dos cuidados audiológicos.

Plano de divulgação

Um elemento-chave deste projeto de mudança será a divulgação dos resultados da investigação a organizações relevantes que utilizarão a informação para fazer avançar a prática e a investigação. Este projeto segue um plano de divulgação que visa disponibilizar esta nova informação ao maior número possível de consumidores. Este plano inclui a análise dos resultados acima descrita e a identificação dos principais interessados e utilizadores finais que beneficiarão desta informação. Para efeitos do presente estudo, este processo inclui todos os trabalhos escritos e publicações que se seguem à análise final dos resultados. A comunicação desta mensagem assumirá a forma de apresentações e debates decorrentes dos resultados, o que poderá incentivar o discurso e a investigação adicional sobre este tema. Finalmente, o sucesso deste projeto será avaliado e o planeamento de projectos futuros será efectuado com base no feedback obtido no processo de disseminação.

4.8 Resumo e conclusão

Esta secção analisou a forma como o projeto de mudança organizacional em curso será avaliado. Uma vez que se trata de um projeto de investigação-ação, os resultados serão avaliados de uma forma multidimensional, incluindo juízos qualitativos e quantitativos. A estrutura do CD desempenhará um papel fundamental na implementação deste projeto e prevê-se que este estudo reduza o tempo entre o diagnóstico e o tratamento das crianças com PANS. Além disso, espera-se que este estudo forneça informações qualitativas sobre as causas e os factores determinantes da mudança organizacional que podem levar a um tratamento mais eficiente no futuro. As variáveis de resultado específicas incluem o número de casos rastreados ao longo do estudo, a percentagem de casos rastreados antes de março de 2015, o intervalo de tempo médio com base no número de casos positivos, a percentagem de doentes que não se apresentam para encaminhamento e o número e a percentagem de encaminhamentos inadequados efectuados ao longo do estudo. Espera-se que os resultados tenham implicações para os investigadores, os clínicos e os doentes que procuram melhorar os resultados do tratamento e reduzir o tempo entre o diagnóstico e a intervenção.

Capítulo 5 Discussão

5.1 Introdução

Este estudo pretende mostrar que uma intervenção de investigação-ação baseada em evidências pode ajudar a reduzir os tempos de tratamento do implante coclear numa clínica de audiologia. Esta secção apresenta potenciais pontos de discussão que devem ser abordados com base nos resultados do projeto de mudança. Em primeiro lugar, é considerado o impacto do projeto, seguido de uma discussão sobre o impacto em partes interessadas específicas. Em seguida, são feitas considerações práticas sobre a forma como este projeto de mudança pode ser ligado à teoria contemporânea de DO. Em seguida, discutem-se os pontos fortes e as limitações do projeto e descreve-se a forma como este projeto irá promover a aprendizagem sobre a revisão da estrutura organizacional. Esta secção termina com um resumo final do projeto e uma visão geral dos pontos-chave.

5.2 Efeitos do projeto

Espera-se que este projeto tenha um impacto significativo nos pacientes, nos profissionais de audiologia, nos investigadores e no campo da portabilidade como um todo. Estudos desta natureza são raros em clínicas de audiologia e este projeto visa fornecer mais estratégias baseadas em evidências para reduzir os tempos de intervenção para pessoas com distúrbios auditivos congénitos. Pretende também fornecer informações importantes sobre a natureza da investigação-ação e a sua eficácia na facilitação da mudança organizacional. Com base na conceção e na natureza deste quadro de investigação-ação, espera-se um impacto positivo nos resultados do tratamento e na eficácia organizacional. Este projeto pode também fornecer algum apoio empírico aos modelos de DO utilizados para orientar o quadro de investigação (i.e., modelo de Donabedian, 1988, p. 1743; Maon et al., modelo multidimensional 2010),

p. 20). O impacto deste projeto pode igualmente contribuir para a reformulação da organização dos serviços de audiologia, a fim de promover a deteção precoce, melhorar a eficácia multidisciplinar e reduzir as lacunas entre a deteção e a intervenção.

Este projeto será concebido de forma a maximizar o impacto para todas as principais partes interessadas envolvidas (ver abaixo). O potencial total deste projeto para ter impacto em cada uma destas partes interessadas depende fortemente do pensamento crítico e da aplicação de modelos e teorias de DO pelo investigador principal para expandir a base de conhecimentos nesta área (Thomas & Hardy, 2011, p. 322). A utilização de quadros de OD previamente validados para orientar este processo é fundamental para compreender o contexto dos dados recolhidos na fase de implementação, bem como para tirar conclusões baseadas em comparações com a investigação atual em audiologia (Thomas & Hardy, 2011, p. 322). Finalmente, este projeto fornecerá uma validação da metodologia e do processo de investigação-ação, incluindo as fases de iniciação, planeamento, implementação e integração que foram utilizadas no seu âmbito. Esta informação será útil para destacar as vantagens e desvantagens de tal investigação participativa e pode encorajar uma utilização mais baseada em evidências da investigação no âmbito da OD e da audiologia no futuro.

Partes interessadas

O envolvimento das partes interessadas no processo de investigação continuará a ser um fator crucial para o sucesso deste projeto. Além disso, a avaliação deste projeto pelas partes interessadas determinará em grande medida a sua futura implementação e utilização, tanto para fins práticos como de investigação. Em cada fase do processo de investigação, as partes interessadas serão consultadas e envolvidas na conceção. Para efeitos do presente estudo, as partes interessadas incluem qualquer pessoa com interesses na organização e qualquer pessoa que possa ser afetada pela mudança iminente.

As partes interessadas mais diretamente afectadas por este projeto são os pacientes a quem foi diagnosticada uma deficiência auditiva congénita e que estão programados para uma futura cirurgia. A medida em que este projeto conseguir reduzir eficazmente o tempo entre o diagnóstico e o tratamento terá um impacto direto na saúde e no bem-estar destas pessoas (Davis et al., 2012, p. 1). Por conseguinte, os factores que são relevantes para estas partes interessadas são da maior importância. A gestão e o pessoal desta clínica também são diretamente afectados pelo modelo de DO e pelo projeto de investigação-ação, pelo que os interesses destes indivíduos também serão fundamentais para orientar o processo de mudança. Qualquer nova política ou procedimento adotado como resultado deste estudo também terá um impacto significativo no pessoal e nos funcionários da organização e as implicações práticas destas mudanças nos procedimentos existentes terão de ser consideradas. Por último, as partes interessadas indirectas neste estudo incluem investigadores, profissionais de outras áreas e decisores políticos que podem, de alguma forma, alterar as suas próprias práticas em resultado dos resultados deste estudo. Embora seja mais difícil determinar as necessidades destas partes interessadas, a consideração inclui variáveis como uma boa conceção da investigação e recolha de dados, uma apresentação clara dos resultados e uma utilização eficaz da teoria para tirar conclusões e fazer recomendações (Davis et al., 2012, p. 1).

Prática

Este projeto terá implicações claras para a prática. Os resultados deste estudo irão esclarecer se uma abordagem de investigação orientada para a ação pode levar a melhorias nos OD numa clínica audiológica. Como numerosos trabalhos de pesquisa (por exemplo, Boons et al., 2012, p. 28; Hiraumi et al., 2013, p. 32) mostraram as desvantagens de atrasar o tratamento após um diagnóstico de PASN, este projeto poderia melhorar significativamente os resultados do tratamento para esses indivíduos. Além disso, este projeto de investigação orientado para a ação ajudará a fornecer provas para melhorar a eficiência da prática multidisciplinar e o processo de encaminhamento. A clínica existente reflecte os problemas da maioria das clínicas de audiologia e das instalações de cuidados médicos como um todo (Hiraumi et al., 2013, p. 32). Em particular, esta clínica sofre atrasos burocráticos e ineficiências na comunicação e coesão entre os vários membros da equipa de tratamento interdisciplinar. Este estudo tem o potencial de eliminar essas ineficiências e obter melhores resultados de tratamento e prática. Além disso, a redução da carga sobre os médicos e outro pessoal interdisciplinar pode reduzir o stress e o esgotamento entre estes profissionais e também conduzir a melhores resultados de tratamento a longo prazo. Por último, a redução da carga sobre estes indivíduos pode reduzir o número de erros ou problemas de comunicação entre as diferentes profissões e conduzir a melhores cuidados.

Uma vantagem da conceção utilizada neste estudo é a sua natureza participativa e a abordagem filosófica democrática à tomada de decisões organizacionais (Coghlan, 2011, p. 46). Ao longo do projeto, os pontos de vista e as perspectivas das partes interessadas são tidos em conta e utilizados para orientar o processo de mudança.

Uma vez que a validade externa e a generalização da investigação orientada para a ação têm sido questionadas, acredita-se que a profundidade dos dados gerados a partir das partes interessadas relevantes no meio da prática é necessária para promover futuras práticas baseadas na evidência. O processo de investigação orientada para a ação está repleto de decisões críticas relacionadas com a prática, e as perspectivas combinadas das partes interessadas são essenciais para promover a transparência, aumentar a sensibilização e proporcionar os resultados mais eficazes em cada fase da investigação (Coghlan, 2011, p. 46).

Teoria

Para além das aplicações práticas, este estudo terá também numerosas implicações teóricas. Antes de mais, este estudo servirá para validar a abordagem da investigação-ação no contexto da transferibilidade. Mais especificamente, este estudo determinará se essa abordagem é eficaz e eficiente para provocar as mudanças desejadas numa clínica audiológica. Os resultados deste estudo serão úteis para os teóricos da investigação-ação que procuram confirmar as expectativas relativamente aos atrasos na implantação do IC e à perda auditiva a longo prazo. Além disso, este estudo fornecerá evidências da eficácia do modelo de Donabedian (1988, p. 1743) na realização de mudanças organizacionais. Embora este modelo tenha sido amplamente investigado noutras áreas (Donabedian, Wheeler & Wyszewioanski, 1982, p. 975; Qu et al., 2010, p. 47), este estudo será um dos primeiros a testar os seus pressupostos nesta clínica audiológica. A evidência da estrutura, do processo e dos resultados deste modelo a partir deste estudo pode ser usada para determinar a sua aplicação e adaptação a este ramo específico de investigação dos serviços de saúde.

Outras aplicações teóricas deste projeto de investigação incluem a validação do modelo multidimensional de DO de Maon et al. (2010, p. 20).

Embora o presente estudo se baseie principalmente na abordagem de Donabedian (1988, p. 1743), procurará combinar a natureza multidimensional do modelo de Maon et al. (2010, p. 20) devido à natureza interdisciplinar da prática na clínica existente e à necessidade de considerar múltiplas dimensões de cuidados. A eficácia do presente estudo dependerá, em grande medida, da incorporação bem sucedida destas diferentes perspectivas teóricas e os resultados obtidos a partir da recolha de dados serão úteis no desenvolvimento de futuras investigações que avaliem estas teorias, tanto no âmbito deste estudo como na investigação em saúde e nos DO em geral (Pettigrew, 1990, p. 267).

5.3 Objectos pessoais

Este projeto também terá um impacto pessoal em mim, tanto como estudante como profissional. Ao conceber este projeto, aprendi sobre os diferentes modelos de DO, as causas e os determinantes dos atrasos no tratamento associados à IC e os métodos para reduzir potencialmente esses atrasos e melhorar os resultados clínicos e dos doentes. Com base numa avaliação crítica da investigação e dos vários modelos de DO, aprendi que uma abordagem multidimensional é suscetível de ser mais eficaz para alcançar os vários KPIs e variáveis de desempenho enumerados nos métodos. Para além disso, aprendi como esta mudança organizacional pode ter impacto não só na organização em questão, mas também na área médica como um todo. Prevê-se que a informação obtida com este estudo possa ser utilizada para investigação futura e melhorias significativas na prática. Os resultados têm o potencial de contribuir para a teoria dos OD, para a gestão do risco e para o quadro de qualidade dos cuidados de saúde. Por último, todos os conhecimentos adquiridos com este estudo serão úteis na elaboração de recomendações para o desenvolvimento futuro dos DO.

5.4 Os pontos fortes do projeto

Um dos principais pontos fortes deste projeto é a natureza participativa da conceção da investigação. Esta conceção baseia-se nas experiências pessoais e nas reflexões do investigador principal, que tem uma visão importante dos processos da organização. Consequentemente, a informação recolhida neste estudo terá uma elevada validade interna (Ovretveit, 2011, p. i18). Além disso, este estudo envolve diretamente as principais partes interessadas no processo de decisão e implementação, o que tem vantagens semelhantes em termos de validade e força metodológica (Bundy, Shropshire & Buchholtz, 2013, p. 352). A conceção deste projeto também permite flexibilidade e adaptabilidade a resultados variáveis no âmbito do estudo. Por exemplo, as diferentes preferências das partes interessadas ou os resultados intermédios dos doentes podem exigir uma alteração da conceção. Uma teoria de investigação orientada para a ação permite essa capacidade de resposta e é mais adequada a concepções de intervenção longitudinal deste tipo (Bundy et al., 2013, p. 352).

Outro ponto forte deste projeto é a incorporação de múltiplas teorias baseadas em evidências para promover uma abordagem holística e multidimensional da mudança organizacional. Esta abordagem visa abordar os múltiplos factores que determinam os resultados operacionais no âmbito da clínica existente (Gallego, Rbualcaba & Hipp, 2013, p. 563). A investigação orientada para a ação derivada da teoria da DO é ideal para gerir a mudança nas organizações devido à sua ênfase na gestão social e na mudança (Bundy et al., 2013, p. 354). Este processo é dinâmico e pode fornecer soluções em tempo real para problemas dentro da organização através de um processo de congelamento de comportamentos anteriores, alterando-os e, em seguida, congelando os novos comportamentos (van den Heuvel et al., 2013, p. 11). Este processo contrasta com as teorias de investigação mais estáticas, como os inquéritos e os estudos retrospectivos.

5.5 Limitações do projeto

O investigador principal pode, consciente ou inconscientemente, tender a observar resultados previamente pretendidos ou a perceber os processos organizacionais de forma diferente de um observador objetivo (Bundy et al., 2013, p. 355). Embora esta natureza participativa seja essencial para a investigação-ação, este enviesamento exige que os leitores tenham a devida cautela quando aplicam os resultados a organizações com contextos diferentes (Mackenzie et al., 2012, p. 11). A investigação-ação também produz resultados que carecem de um certo grau de certeza e a sua abordagem pode ser algo não linear e confusa para efeitos de análise. O processo de utilização de dados de autorreflexão para gerar resultados de avaliação pode ajudar a fornecer uma visão crítica do processo de mudança que não seria evidente em teorias de investigação mais estáticas.

Além disso, o modelo concetual utilizado neste estudo (Donabedian, 1988, p. 1743) foi criticado, em certa medida, por simplificar excessivamente a transição da estrutura organizacional para os resultados do processo (Darkins et al., 2013, p. 557). O modelo de Donabedian (1988, p. 1743) assume que este processo é largamente linear,
embora tal possa não ser o caso em cenários aplicados. Por este motivo, o O modelo de Donabedian (1988, p. 1743) é combinado com um quadro multidimensional para considerar cada dimensão da clínica que pode ter impacto no processo de mudança. Além disso, este modelo tem sido criticado por não considerar totalmente a experiência da mudança, como factores demográficos, factores do paciente e diferentes processos de cuidados (Darkins et al., 2013, p. 557). Mais uma vez, é utilizado um quadro multidimensional para ultrapassar algumas das limitações do modelo de Donabedian (1988, p. 1743).

5.6 Aprender sobre o desenvolvimento organizacional

Ao realizar este projeto, muito se aprenderá sobre a revisão, tanto do ponto de vista pessoal como profissional. A conceção de um projeto de investigação orientado para a ação relacionado com a DRH exige pensamento crítico e tomada de decisões sobre factores como a medição, a conceção e a orientação da mudança. A revisão é um processo contínuo que tem por objetivo melhorar os processos e a eficiência organizacionais, bem como melhorar os resultados para os clientes ou doentes (Ovretveit, 2011, p. i18). Embora este projeto de investigação seja a minha primeira tentativa de estruturar um projeto de mudança a longo prazo, utilizarei os conhecimentos adquiridos com este estudo ao longo da minha carreira. Quer seja ou não realizado um projeto de investigação sistemático num contexto clínico, a investigação-ação oferece uma abordagem que os profissionais podem utilizar na sua prática diária.

Para além disso, estes resultados podem ajudar a expandir o conhecimento dos OD entre os investigadores e os profissionais desta área. Este estudo será um dos primeiros a avaliar sistematicamente uma mudança organizacional para reduzir o tempo entre o diagnóstico e a cirurgia nesta clínica de audiologia. Os resultados podem ajudar a orientar futuras transferências para outras clínicas de audiologia para reduzir o número de perdas auditivas em crianças diagnosticadas com perda auditiva congénita. Tanto os sucessos como os fracassos deste projeto serão úteis para compreender as experiências futuras e os determinantes da mudança neste contexto. Este projeto constituirá uma oportunidade para avaliar a validade do processo de DO e os seus valores, tais como a melhoria da confiança, da satisfação e do envolvimento no seio da organização (van den Heuvel etal., 2013, p. 11).

5.7 Recomendações

Com base na informação apresentada nesta proposta, recomenda-se um quadro multidimensional de OD para reduzir os tempos de diagnóstico e tratamento do CI nesta clínica de audiologia. Recomenda-se uma estrutura multidimensional devido às diferentes variáveis de resultados necessárias para avaliar a qualidade da intervenção e a hierarquia comunicativa dentro da organização. A hipótese é que a tentativa de criar uma clínica de CL multidimensional conduzirá a melhores resultados de tratamento e reduzirá significativamente as ineficiências operacionais, tais como a lacuna de comunicação entre clínicas multidisciplinares, que é largamente responsável pelo atraso no tratamento e pela persistência de défices auditivos em crianças com perturbações auditivas congénitas. Recomenda-se uma abordagem de investigação-ação para os profissionais desta área, a fim de avaliar a eficácia organizacional e o seu próprio impacto nesta questão. Resultado.

5.8 Resumo e conclusão

Nesta secção, discutiu-se a forma como os resultados deste estudo devem ser debatidos e comparados com a investigação e as provas actuais. Em primeiro lugar, foi discutido o impacto do projeto, que se pensa afetar os doentes, os profissionais, os investigadores e até os decisores políticos. Em seguida, foram explicados mais pormenorizadamente os papéis de cada interveniente no processo de mudança e os benefícios daí resultantes. As implicações deste projeto para a prática e a teoria foram então discutidas e foram apresentados exemplos de como esta informação poderia ser divulgada às partes interessadas relevantes. Em seguida, foram apresentados os pontos fortes e as limitações da conceção e da abordagem deste projeto. Finalmente, foi discutida a relação entre este projeto e a compreensão da revisão.

Este projeto será um dos primeiros a analisar especificamente os tempos de intervenção do CI numa clínica de audiologia, e a informação obtida com este estudo ajudará a fornecer novos conhecimentos que podem reduzir o risco de perda auditiva permanente nas crianças. Como as taxas de PASN estão a aumentar rapidamente devido ao aumento da taxa de natalidade nos Estados Unidos, este estudo é fundamental para resolver este problema e compreender como obter resultados de tratamento mais eficazes. As informações obtidas com este estudo têm o potencial de melhorar os resultados do tratamento no campo da audiologia, bem como as práticas gerais de saúde no país.

Referências

Alsanosi, A. e Hassan, S. M. (2014). A influência da idade no implante coclear em crianças sauditas. *International Journal of Paediatric Otorhinolaryngology*, 78, pp. 272-276.

Besner, C. e Hobbs, B. (2012). O paradoxo da gestão do risco; uma perspetiva da prática de gestão de projectos. *International Journal of Managing Projects in Business*, 5(2), pp. 230-247.

Birman, C. S., Elliott, E. J. e Gibson, W. P. (2012). Implantes cocleares pediátricos: Prevalência de deficiências adicionais, factores de risco e impacto nos resultados linguísticos. *Otology & Neurotology*, 33(8), pp. 1347-1352.

Boons, T., Brokx, J. P., Frijns, J. H., Peeraer, L., Philips, B., Vermeulen, A., Wouters, J. e Van Wieringen, A. (2012). Impacto do implante coclear bilateral pediátrico no desenvolvimento da fala. *Archives of Paediatrics & Adolescent Medicine*, 166(1), pp. 28-34.

Bradham, T. e Jones, J. (2008). Candidatos a implante coclear nos Estados Unidos: Prevalência em crianças com idades compreendidas entre os 12 meses e os 6 anos. *Int J Pediatr Otorhunolaryngol*, 72(7), pp. 1023-1028.

Bundy, J., Shropshire, C. e Buchholtz, A. K. (2013). Strategic cognition and issue importance: Toward an explanation of firm responsiveness to stakeholder concerns. *Academy of Management Review*, 38(3), pp. 352-376.

Chen, X., Liu, S., Liu, B., Mo, L., Kong, Y., Liu, H., Gong, S., Han, D. e Zhang, L. (2010) Os efeitos da idade do implante coclear e do teste de audição no desempenho auditivo de bebés chineses. *Ata Oto Laryngologica,* (130) pp. 263-270.

Ching, T. Y. C., Dillon, H., Day, J. e Crowe, K. (2013). Resultados linguísticos precoces de crianças com implantes cocleares: Interim results from the NAL study of long-term outcomes of children with hearing impairment. [Apenas resumo] Disponível em: http://www.ncbi.nlm.nih.gov/pmc/articles/PMC357966 4/.
Acedido em 8 Jan. 2015.

Chisholm, K., Crowe, A. M., Psarros, C., & Birman, C. (2011). C014 Implante coclear simultâneo vs. sequencial vs. unilateral em crianças com menos de 18 meses de idade. *International Journal of Pediatric Otorhinolaryngology*, 75, p. 35.

Clancy, L. e Happell, B. (2014). Tensões da diferença: conciliando imperativos organizacionais para a gestão de riscos com cuidados centrados no consumidor a partir das perspetivas de clínicos e gestores. *Journal of Clinical Nursing*, 23, pp. 21-22.

Coghlan, D. (2011). Desenvolvimento organizacional e investigação-ação. Em D. M. Boje, B. Burnes & J. Hassard (eds.), *The Routledge Companion to Organisational Change*. Londres: Routledge. pp. 46-58.

Coghlan, D. e Brannick, T. (2014). *Doing action research in your own organization (Fazer investigação-ação na sua própria organização)*. Londres: Sage.

Colletti, L., Mandala, M., Zoccante, L., Shannon, R. V. e Colletti, V. (2011). Bebés e crianças mais velhas equipadas com implantes cocleares: desempenho ao longo de 10 anos. *International Journal of Paediatric Otorhinolaryngology, 75*(4), pp. 504-509.

Colyvas, J. A. (2012). Medidas de desempenho como estruturas formais e através da lente dos mecanismos sociais: Quando é que funcionam e como é que influenciam? *American Journal of Education, 118*(2), pp. 167-197.

Costa, R. e Menichini, T. (2013). Uma abordagem multidimensional à avaliação da RSE: a importância da perceção das partes interessadas. *Sistemas Periciais com Aplicações, 40*(1), pp. 150-161.

Crossley, J. e Jolly, B. (2012). Making sense of work-based assessment: ask the right questions, in the right way, about the right things, of the right people. *Educação Médica, 46*(1), pp. 28-37.

Cummings, T. G. e Worley, C. (2014). *Desenvolvimento e mudança organizacional*. Boston: Cengage.

Darkins, A., Foster, L., Anderson, C., Goldschmidt, L. e Selvin, G. (2013). Conceção, implementação e gestão operacional de um programa abrangente de gestão da qualidade para apoiar as redes nacionais de telessaúde. *Telemedicina e saúde em linha, 19*(7), pp. 557-564.

Davis, A., Smith, P. A., Booth, M. e Martin, M. (2012). Diagnosticando pacientes com perda auditiva relacionada à idade e zumbido: apoiando o envolvimento clínico do GP através da inovação e redesenho de caminhos em serviços de audiologia. *International Journal of Otolaryngology, 2012* [Abstract only] Disponível em: http://www.hindawi.com/journals/ijoto/2012/290291/. Acedido em 6 de janeiro de 2015.

Donabedian, A. (1988). The quality of nursing care: How can it be assessed? *JAMA, 260*(12), PP. 1743-1748.

Donabedian, A., Wheeler, J. R. e Wyszewianski, L. (1982). Qualidade, custo e saúde: um modelo integrador. *Medical Care*, 20(10), pp. 975-992.

Duckers, M. L., Wagner, C., Vos, L. e Groenewegen, P. P. (2011). Desenvolvimento organizacional, sustentabilidade e difusão de inovações em hospitais que participam numa colaboração de qualidade a vários níveis.

Implement Sci, 6(1), pp. 6-18.

Dur, W. (2013). A aplicação da teoria dos sistemas de mudança organizacional às intervenções de promoção da saúde nas escolas. In E. Flaschberger (ed.). *The implementation of health promoting Schools. Explorando as teorias do quê, porquê e como. Nova Iorque: Routledge*, pp. 34-50.

Esain, A. E., Williams, S. J., Gakhal, S., Caley, L. e Cooke, M. W. (2012). Melhoria da qualidade nos cuidados de saúde - implicações políticas e aspetos práticos. *Revista Internacional de Garantia da Qualidade dos Cuidados de Saúde, 25*(7), pp. 565-581

Faden, R. R., Kass, N. E., Goodman, S. N., Pronovost, P., Tunis, S. e Beauchamp, T. L. (2013). Um quadro ético para um sistema de saúde em aprendizagem: um afastamento da ética de investigação tradicional e da ética clínica. *Relatório do Centro Hastings, 43*(s1), pp. S16-S27.

Fitzpatrick, E. M., Johnson, E. & Duriex-Smith, A. (2011). Investigação dos factores que influenciam a idade do implante coclear em crianças. *Paediatric Otorhinolaryngology, 75*(9), pp. 1082-1087.

Fortnum, H. M., Summerfield, A. Q., Marshall, D. H., Davis, A. C. e Bamford, J. (2001). Prevalence of permanent childhood hearing impairment in the UK and implications for universal newborn hearing screening: questionnaire-based survey study. *BMJ, 323*(7312), P. 536.

Foster, C. (2013). *Desenvolvimento organizacional.* [em linha] Disponível em: http://organisationdevelopment.org/the-od-cycle/the-evaluation-phase/examples-of-evaluation/. Acedido em 8 Jan. 2015.

Freeman, I. e Hasnaoui, A. (2011). A importância da responsabilidade social das empresas: A visão de quatro nações. *Journal of Business Ethics, 100*(3), pp. 419-443.

Friedmann, P. D., Ducharme, L. J., Welsh, W., Frisman, L., Knight, K., Kinlock, T. Mitchell, S. G., Hall, E., Urbine, T., Gordon, M.Abdel-Salam, S., O'Connell, D., Albizu-Garcia, C., Knudsen, H., Duval, J., Fenster, J. e Pankow, J. (2013). Um ensaio aleatório de cluster de uma intervenção de ligação organizacional para infractores com perturbações de uso de substâncias: Protocolo do estudo. *Saúde e Justiça, 1* (1), p. 6.

Ganek, H. e McConkey, A. (2012). Resultados da fala após o implante coclear. *Clínicas de Otorrinolaringologia da América do Norte,* 45, pp. 173-185.

Gallego, J., Rubalcaba, L. e Hipp, C. (2013). Inovação organizacional em pequenas empresas europeias: uma abordagem multidimensional. *International Small Business Journal, 31* (5), pp. 563-579.

Ganek, H., McConkey Robbins, A. e Niparko, J. K. (2012). Resultados da fala após o implante coclear. *Clínicas Otorrinolaringológicas da América do Norte*, *45*(1), pp. 173-185.

Geers, A. E., Davidson, L. S., Uchanski, R. M. e Nicholas, J. G. (2013). Interdependência das habilidades de perceção de fala linguística e indexical em crianças em idade escolar com implante coclear precoce. *Ear and Hearing*, 34(5), pp. 562-574.

Gov.uk (2014). *Melhorar a entrega de infra-estruturas: roteiro para a iniciação de projectos.*
[em linha] Disponível em: https://www.gov.uk/government/uploads/system https://www.gov.uk/government/uploads/system/uploads/attachment_data/fil e/ 361177/ODD_Module_30_Sept.pdf. Acedido em 6 jan. 2015.

Health Service Executive (2006). *Guide to Change in the Irish Health System (Guia para a mudança no sistema de saúde irlandês).* [Disponível em   : https://www.hseland.ie/lcdnn/Portals/0/pdf/Guiding%20change%20in%20the %20Irish%20health%20system.pdf. Acedido em 8 Jan. 2015.

Hiraumi, H., Yamamoto, N., Sakamoto, T., Yamaguchi, S. e Ito, J. (2013). O efeito de atrasos no desenvolvimento pré-operatório na perceção da fala em crianças com implantes cocleares. *Auris NasusLlarynx, 40*(1), pp. 32-35.

Hoffman, K. A., Green, C. A., Ford II, J. H., Wisdom, J. P., Gustafson, D. H. e McCarty, D. (2012). Melhorar a qualidade dos cuidados no tratamento da toxicodependência utilizando cinco princípios fundamentais de melhoria dos processos. *The Journal of Behavioural Health Services & Research*, *39*(3), pp. 234-244.

Holland, J., Galvin, K. L., Poulos, D., Hughes, K. C., Holt, C. e Tomov, A. M. (2011). C031 Reconhecimento de palavras em adolescentes e jovens adultos com implantes cocleares bilaterais sequenciais: Desempenho com o segundo implante sozinho versus o primeiro implante sozinho. *International Journal of Paediatric Otorhinolaryngology*, *75*, p. 38.

Heman-Ackah, S. E., Roland Jr, J. T. e Waltzman, S. B. (2012). Implante coclear no final da infância e adolescência: existe algo como "tarde demais"? *Expert Rev Med Devices,* 9(3), pp. 201-214.

Ingvalson, E. M., Lee, B., Fiebig, P. e Wong, P. C. (2013). The effects of short-term computerised speech-in-noise training on postlingually deafened adult cochlear implant recipients. *Journal of Speech, Language, and Hearing Research*, *56*(1), pp. 81-88.

Consórcio Internacional para a Deficiência e o Desenvolvimento (2012). *Realizar a inclusão nas organizações de desenvolvimento.* [em linha] Disponível em: http://www.iddcconsortium.net/sites/default/files/resources-tools/files/121200_iddc_totm_digi_revised.pdf. Acedido em 8 Jan. 2015.

Jafari, M., Rezaeenour, J., Mazdeh, M. M. e Hooshmandi, A. (2011). Desenvolvimento e avaliação de um modelo de gestão do risco do conhecimento para organizações baseadas em projectos: A multi-stage study. *Management Decision, 49*(3), pp. 309-329.

Jbarah, R., Geal-Dor, M., Rich, S., Adler, M. e Yehezkely, M. K. (2013). Resultados do segundo implante coclear com longo atraso inter-implante. *Journal of Basic and Clinical Physiology and Pharmacology, 24*(3), pp. 205-208.

Kaplan, H. C., Provost, L. P., Froehle, C. M. e Margolis, P. A. (2012). O modelo para entender o sucesso na qualidade (MUSIQ): construindo uma teoria do contexto na melhoria da qualidade dos cuidados de saúde. *BMJ Quality & Safety, 21* (1), pp. 13-20.

Kim, L.-S., Jeong, S.-W., Lee, Y.-M. e Kim, J.-S. (2010). Implante coclear em crianças. *Auris Nasus Larynx, International Journal of ENT and HNS,* 37, pp. 6-17.

Kirk, K. I., Miyamoto, R. T., Ying, E. A., Perdews, A. E. e Zuganelis, H. (2002). *A idade é importante para os implantes cocleares?* [online] Disponível em: http://listeningandspokenlanguage.org/Document.aspx?id=455. Acedido em 8 Jan. 2015.

Knudsen, L. V., Laplante-Levesque, A., Jones, L., Preminger, J. E., Nielsen, C., Lunner, T., Hickson, L., Naylor, G. e Kramer, S. E. (2012). Condução de pesquisa qualitativa em audiologia: Um tutorial. *Revista Internacional de Audiologia, 51* (2), pp. 83-92.

Kral, A. e Sharma, A. (2012). Neuroplasticidade do desenvolvimento após implante coclear. *Tendências em Neurociências, 35*(2), pp. 111-122.

Larsen, R., Munoz, K., DesGeorges, J., Nelson, L., & Kennedy, S. (2012). Deteção e intervenção auditiva precoce: Experiências dos pais com testes auditivos de diagnóstico. *American journal of audiology, 21* (1), pp. 9199.

Lees, M., Chapman, P. e Dickson, S. (2011). Uma estratégia de melhoria de processos para a segurança dos doentes. *Healthcare Management Forum* (24)1, pp. S25- S28. [4]

Lehman, W. E., Simpson, D. D., Knight, D. K. e Flynn, P. M. (2011). Integração do planeamento e da implementação da inovação no tratamento: Modelos de processos estratégicos e desafios organizacionais. *Psicologia dos Comportamentos Aditivos, 25*(2), pp. 252-261.

Leigh, J., Dettman, S., Dowell, R. e Briggs, R. (2013). Desenvolvimento da comunicação em crianças que recebem implantes cocleares aos 12 meses de idade. *Otology & Neurotology, 34*(3), pp. 443-450.

Lewin, K. (1946). Análise do campo de forças. *The 1973 Annual Handbook for Group Facilitators*, pp. 111 -13.

Mackenzie, J., Tan, P. L., Hoverman, S. e Baldwin, C. (2012). O valor e as limitações da metodologia de investigação de ação participativa. *Journal of Hydrology*, *474*, pp. 11-21.

Maon, F., Lindgreen, A. e Swaen, V. (2010). Estágios organizacionais e estágios culturais: uma revisão crítica e um modelo consolidado de desenvolvimento da responsabilidade social das empresas. *International Journal of Management Reviews*, *12*(1), pp. 20-38.

Masterson, L., Kumar, S., Kong, J. H. K., Briggs, J., Donnelly, N., Axon, P. R., & Gray, R. F. (2012). Falhas no implante coclear: Lições de um centro do Reino Unido. *The Journal of Laryngology & Otology*, *126*(01), pp. 15-21.

Messersmith, J. J. e Brouwer, K. (2012). Perspectivas dos estudantes sobre uma abordagem interdisciplinar aos cuidados clínicos e à supervisão. *SIG 10 Perspetivas sobre questões no ensino superior*, *15*(1), pp. 38-43.

McAlearney, A. S., Terris, D., Hardacre, J., Spurgeon, P., Brown, C., Baumgart, A. e Nystrom, M. E. (2013). Coerência organizacional nas organizações de saúde: um guia concetual para facilitar a melhoria da qualidade e a mudança organizacional. *Gestão da Qualidade nos Cuidados de Saúde*, *22*(2), pp. 86-99.

McVicar, A., Munn-Giddings, C. e Seebohm, P. (2013). Intervenções de gestão do stress no local de trabalho utilizando abordagens de investigação-ação participativa. *Revista Internacional de Gestão da Saúde no Local de Trabalho*, *6*(1), pp. 18-37.

Meinzen-Derr, J., Wiley, S., Grether, S., & Choo, D. I. (2011). Children with cochlear implants and developmental disabilities: a study of language abilities in peer hearing children. *Research in Developmental Disabilities*, *32*(2), 757-767.

Mikolajczak, S., Streicher, B., Luers, J. C., Beutner, D. e Lang-Roth, R. (2013). [Desenvolvimento da linguagem e desenvolvimento geral em crianças com implantes cocleares precoces]. *HNO*, *61* (12), PP. 1032-1037.

Nancarrow, S. A., Roots, A., Grace, S., Moran, A. M. e Vanniekerk-Lyons, K. (2013). Implementação de mudanças em grande escala na força de trabalho: Experiências de 55 projectos-piloto de transformação da força de trabalho no sector da saúde em Queensland, Austrália. *Human Res Health*, *11*, pp. 55-66.

Instituto Nacional de Surdez e Outras Perturbações da Comunicação (NIDCD) (2014). *Cochlear Implants (Implantes cocleares).* [online] Disponível em: http://www.nidcd.nih.gov/health/hearing/pages/coch.aspx. Acedido em 8 Jan. 2015.

Neiger, B. L., Thackeray, R., Van Wagenen, S. A., Hanson, C. L., West, J. H., Barnes, M. D. e Fagen, M. C. (2012). Utilização das redes sociais para fins de promoção da saúde, indicadores-chave de desempenho e medidas de avaliação. *Health Promotion Practice, 13*(2), pp. 159-164.

Nikolopoulos, T. P., O'Donoghue, G. M. e Archbold, S. (1999). Age at implantation: its importance in paediatric cochlear implantation. *The American Laryngological, Rhinological and Ontological,* 109, pp. 595-599.

Niparko, J. K., Tobey, E. A., Thal, D. J., Eisenberg, L. S., Wang, N. Y. e Quittner, A. L. (2010). O desenvolvimento da linguagem falada em crianças após o implante coclear. *JAMA, 303*(15), PP. 1498-1506.

O'Connor, A., O'Sullivan, P. G., Behan, L., Norman, G. e Murphy, B. (2013). Early results of the newborn hearing screening programme in Ireland (Resultados iniciais do programa de rastreio auditivo neonatal na Irlanda). *Irish Journal of Medical Science, 182*(4), pp. 551-556.

Ovretveit, J. (2011). Compreender as condições para a melhoria: Investigação para descobrir quais as influências contextuais que afectam o sucesso das melhorias. *BMJ Quality & Safety, 20*(Suppl 1), pp. i18-i23.

Paape, L. e Spekle, R. F. (2012). A adoção e conceção de práticas de gestão do risco nas organizações: An empirical study. *European Accounting Review, 21* (3), pp. 533-564.

Partridge, E. A., Bridge, C., Donaher, J. G., Herkert, L., Grill, E., Danzer, E., & Hedrick, H. L. (2014). Incidência e fatores associados à perda auditiva neurossensorial e condutiva em sobreviventes de hérnia diafragmática congênita. *Journal of Pediatric Surgery,* 49(6), pp. 890-894.

Pearson, C., Watson, N., Stalker, K., Feme, J., Lepiniere, J. e Paterson, K. (2011). Integração do dever de igualdade para com a deficiência e o impacto nas práticas de trabalho das autoridades públicas. *Política Social e Sociedade, 10*(02), pp. 239-250.

Pettigrew, A. M. (1990). Longitudinal field research on change: Theory and practice. *Ciência da Organização, 1* (3), pp. 267-292.

Pimperton, H., Blythe, H., Kreppner, J., Mahon, M., Peacock, J. L., Stevenson, J., Teriektsi, E., Worsfold, S., Yuen, H. M. e Kennedy, C. R. (2014). O impacto da triagem auditiva universal do recém-nascido nas habilidades de alfabetização a longo prazo: um estudo de coorte prospetivo. *Archives of Disease in Childhood.* [Abstractonly] Disponível em : http://www.ncbi.nlm.nih.gov/pubmed/25425604. Acedido em 6 Jan. 2015.

Pollack, J. (2012). Transferência de conhecimento através da gestão do conhecimento: Implementação de um programa de mudança organizacional complexo. *Jornal Internacional de Gestão de Projectos*, *30*(8), pp. 877-886.

Prajogo, D. I. e McDermott, C. M. (2011). A relação entre a cultura organizacional multidimensional e o desempenho. *International Journal of Operations & Production Management*, *31* (7), pp. 712-735.

Ross, F., Smith, P., Byng, R., Christian, S., Allan, H., Price, L. e Brearley, S. (2014). Learning from people with long-term conditions: new insights for primary care governance. *Health & Social Care in the Community*, 22, 405-416.

Qu, H., Shewchuk, R. M., Chen, Y. Y. e Richards, J. S. (2010). Avaliação da qualidade dos cuidados de reabilitação aguda para pacientes com lesão medular: um modelo Donabedian alargado. *Quality Management in Health Care*, *19*(1), pp. 47-61.

Ramsden, J. D., Gordon, K., Aschendorff, A., Borucki, L., Bunne, M., Burdo, S., Garabedian, N., Grolman, W., Lesinski-Scheidat, A., Loundon, N., Manrique, M., Martin, J., Raine, C., Wouters, J. e Papsin, B. C. (2012). Declaração de Consenso Europeu do Fórum de Implante Coclear Pediátrico Bilateral. *Otology & Neurotology*, *33*(4), pp. 561 -565.

Robertson, J. (2013). Crianças com implantes cocleares e autismo - desafios e resultados: a experiência do Programa Nacional de Implantes Cocleares, Irlanda. *Cochlear Implants International*, *14*(s3), pp. S11-S14.

Russ-Eft, D. F. (2014). Desenvolvimento de recursos humanos, avaliação e sustentabilidade: Qual é a relação? *Desenvolvimento de Recursos Humanos Internacional*, *17*(5), pp. 545-559.

Senior, B. e Swailes, S. (2010). *Mudança organizacional,* 4ª edição. Upper Saddle River, NJ: Prentice Hall.

Severn, M. S., Searchfield, G. D. e Huggard, P. (2012). Stress ocupacional em audiologistas: satisfação com a compaixão, fadiga da compaixão e burnout. *Jornal Internacional de Audiologia*, *51* (1), pp. 3-9.

Sharma, A. e Campbell, J. (2011). Um período sensível para o implante coclear em bebés surdos. *Journal of Maternal-Fetal and Neonatal Medicine (Jornal de Medicina Materno-Fetal e Neonatal)*, *24*(S1), pp. 151-153.

Smith, I. (2011). Qualidade organizacional e mudança organizacional: Interligando caminhos para a eficácia. *Library Management*, *32*(1/2), pp. 111128.

Talbot, J., Perrin, D. e Meakin, D. (2014). Gestão de riscos e virtudes culturais em acordos de prestação colaborativa de ensino superior. *Garantia da Qualidade na Educação*, *22*(2), pp. 109-124.

Tamati, T. N., Gilbert, J. L. e Pisoni, D. B. (2014). A influência das primeiras experiências linguísticas na categorização de dialectos regionais por parte de um adulto que recebeu um implante coclear: um estudo de caso. *Ear and Hearing, 35*(3), pp. 383-386.

Taxman, F. S. e Rudes, D. S. (2013). Implementação da gestão de contingência em instalações de liberdade condicional usando um projeto longitudinal controlado por caso: um protocolo de estudo PDSA. *Saúde e Justiça, 1* (1), p. 7.

Thom, J., Neff, B. A., Beatty, C. W., Driscoll, C. L., & Carlson, M. (2011). Incidência e curso clínico da paralisia do nervo facial após cirurgia moderna de implante coclear. *Otolaryngology--Head and Neck Surgery*, 145(2 suppl), P102-P103.

Thomas, R. e Hardy, C. (2011). Reframing resistance to organisational change. *Scandinavian Journal of Management, 27*(3), pp. 322-331.

Tomblin, J. B., Barker, B. A., Spencer, L. J., Zhang, X. e Gantz, B. J. (2005). The effect of age at first stimulation with a cochlear implant on the development of expressive language in infants and young children (O efeito da idade da primeira estimulação com um implante coclear no desenvolvimento da linguagem expressiva em bebés e crianças pequenas). *Journal of Speech Language Hear Research*, 48(4), pp. 853-867.

Tomblin, J. B., Peng, S. C., Spencer, L. J. e Lu, N. (2008). Long-term trajectories of speech sound production development in paediatric cochlear implant recipients. *Journal of Speech, Language, and Hearing Research, 51* (5), pp. 1353-1368.

van den Heuvel, M., Demerouti, E., Bakker, A. B. e Schaufeli, W. B. (2013). Adaptação à mudança: O valor da informação sobre a mudança e a criação de significado. *Journal of Vocational Behaviour, 83*(1), pp. 11-21.

Wang, C. H., Chen, K. Y. e Chen, S. C. (2012). Gestão da qualidade total, orientação para o mercado e desempenho hoteleiro: os efeitos moderadores dos factores ambientais externos. *International Journal of Hospitality Management, 31* (1), pp. 119-129.

Watkin, P. e Baldwin, M. (2012). Acompanhamento longitudinal do rastreio auditivo universal do recém-nascido: implicações para a confirmação da surdez infantil. *Jornal Internacional de Audiologia, 51* (7), pp. 519-528.

Weijer, C., Grimshaw, J. M., Taljaard, M., Binik, A., Boruch, R., Brehaut, J. C., Donner, A., Eccles, M. P., Gallo, A., McRae, A. D., Saginur, R. e Zwarenstein, M. (2011). Ethical issues associated with cluster randomised trials in health research (Questões éticas associadas aos ensaios aleatórios por conglomerados na investigação em saúde). *Trials, 12*(1), pp. 100-112.

Wolff, R., Hommerich, J., Riemsma, R., Antes, G., Lange, S. e Kleijnen, J.

(2010). Rastreio auditivo em recém-nascidos: Systematic review of the accuracy, effectiveness and impact of post-screening interventions. *Archives of Disease in Childhood*, *95*(2), pp. 130-135.

Wood, S. A., Davis, A. C. e Sutton, G. J. (2013). Eficácia do monitoramento direcionado para detetar deficiência auditiva permanente moderada a grave na infância em bebês com fatores de risco que passam na triagem neonatal. *International Journal of Audiology*, *52*(6), pp. 394-399. . ...

...
Yuan, J., Wang, C., Skibniewski, M. J. e Li, Q. (2011). Desenvolvimento de indicadores de desempenho para projectos de parcerias público-privadas: Questionnaire survey and analysis. *Journal of Management in Engineering*, *28*(3), pp. 252264.

Zumsteg, J. M., Ennis, S. K., Jaffe, K. M., Mangione-Smith, R., MacKenzie,.

Apêndice n°.1
Visão geral do processo de implementação e avaliação do estudo

Fluxograma

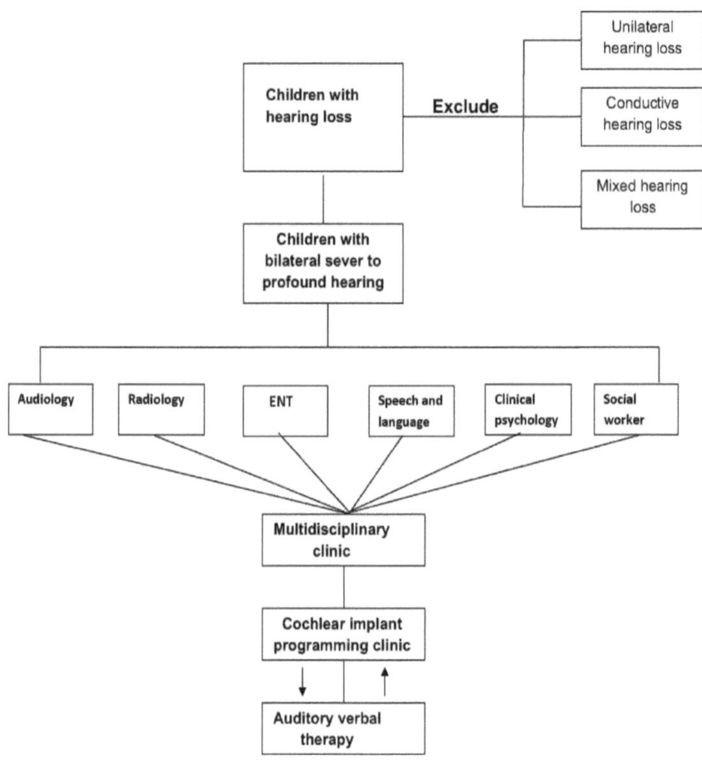

Apêndice n°.2

Análise ambiental externa

Quadro PESTLE

Political	Technological
– This change project to meet the corporate vision to improve the health services & patient quality of life.	– No extra devices needed as computer is available &accessible in every room. – The administrative staff will send patient list to all clinic staff through the intranet.
Economic	**Legal**
– No budget is needed as all the service will be done through the corporate intranet.	– Before the implementation of this changing process, approval should be received from the hospital administration & other departments.
Social	**Environmental**
– By implementing this project, it will improve the child quality of life and affect positively his language, speech & auditory skills.	– This project will reduce the number of hospital visits which will reduce the traffic & indirectly trim down the usage of petrol which reduce pollution. – At the same time will save the green life by reducing the paper work and depends on computer work.

Apêndice n.º 3

Análise ambiental interna

Quadro SOWT

Strength	Weaknesses
- Head of the department support - Save the time for both parents and staff - Improve child quality of life - Increase patient and parents compliance rate - Audiology staff support	- Funding for non- local children
Opportunities	**Threats**
- Implement all children with Bil. SNHL in shorter time - Enrich the multidisciplinary clinic staff with up to date information from different specialty. - Continues education for all staff	- Resistance to change - Delayed in approval from the different departments

Apêndice n.º 4

Gráfico de Gantt

Project steps	Sep.	Oct.	Nov.	Dec.	Jan.	Feb.	March	Apr.	May
Submitting the proposal for approval by local research department	■								
Getting the approval from the corporation managements		■							
Arrange meeting with the head of the department and the staff		■							
Sending invitation for multidisciplinary clinics staff members			■						
Arrange the first meeting with the multidisciplinary staff					■				
Evaluate the patients and start the project implementation					■				

Apêndice n.º 5

<table>
<tr><td>

HAMAD MEDICAL CORPORATION
Audiological Assessment for Cochlear Implant
1 - Before the Surgery

مؤسسة حمد الطبية
Hamad Medical Corporation

</td><td>

HC number: _______________

Patient name: _______________

Nationality: _______________

DOB: _______ Age: _______ Gender: _______

</td></tr>
</table>

Family history

☐ Hearing loss, whom: _______________ ☐ Renal disorder ☐ Neurological disorder ☐ Blood disorder

Hearing loss history

During antenatal period

Duration of pregnancy:

Complications: ☐ Ototoxic drug: _______________

☐ Rubella ☐ Measles ☐ Chicken pox ☐ Toxoplasmosis ☐ Herbs

☐ Syphilis ☐ HIV ☐ Other _______________

During postnatal period

Method of delivery: ☐ Normal vaginal delivery ☐ Caesarean delivery

Birth weight: _______________ grams

NICU admission: ☐ Yes ☐ No Time spent in NICU: _______________

Jaundice

Blood exchange

Head trauma

Syndromes

Previous hearing tests

Date of first evaluation: / /

Completed by: _______________

☐ Left ear ☐ Right ear Type: _______________

Results: _______________

General health

☐ Mental retardation ☐ Developmental delay ☐ Other disabilities

Current medication: _______________

ENT history

____

Developmental history

Age at sitting: _______ Age at standing: _______ Age at walking: _______

Age at blowing: _______ Age at sucking: _______

Stage One: Infant from 0-6 months old   Date of evaluation: /   /

ENT   Auricle: ________________________   Ext canal: ________________________

       T.M: ________________________   Nose and throat: ________________________

Tympa (type)   Right: ________________________   Left: ________________________

Reflexes (Ipsi)   ☐ Absent   ☐ Present   At: ________________________

Screening OAE ________________________

Screening AABR ________________________
ABR ________________________

____

____

VRA/BOA (if available) ________________________

Diagnosis ________________________

____

____

Recommendations ________________________

____

____

Hearing Aid Fitting Data

Date of first fitting: /   /

☐ Right   ☐ Left   Type: ________________________   Model: ________________________

Stage Two: Infant from 6-12 months old follow up

Follow Up 1   Examiners name: ________________________   Date: /   /

Type of evaluation: ________________________

Result: ________________________

Recommendations: ________________________

Follow Up 2   Examiners name: ________________________   Date: /   /

Type of evaluation: ________________________

Result: ________________________

Recommendations: ________________________

Follow Up 3   Examiners name: ________________________   Date: /   /

Type of evaluation: ________________________

Result: ________________________

Recommendations: ________________________

Repeated Audiological Evaluation   Date: /   /

Age patient started using hearing aid: __________   ☐ Full day   ☐ Part day   ☐ Compliant   ☐ Non compliant

Type: __________   Model: __________   Technical status: ________________________

Family notice: ________________________

Otoscopy: ________________________

Tympa (type)   Right: ________________________   Left: ________________________

Diagnostic OAE: ________________________

ABR: ________________________

VRA/BOA (unaided): ________________________

VRA (pure tone via insert phone) if available ________________________

VRA/Play Audiometry (aided): ________________________

Result: ________________________

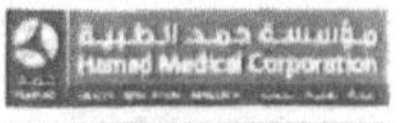

HAMAD MEDICAL CORPORATION
Audiological Assessment for Cochlear Implant
2 - During the Surgery

HC number:

Patient name:

Nationality:

DOB: _______ Age: _______ Gender: _______

Date of surgery: /   /

Implanted side: ☐ Right   ☐ Left

Internal part type: _______________   Serial number: _______________

External part type: _______________   Serial number: _______________

☐ Full insertion

☐ Partial insertion

☐ Gusher/CSF leak

☐ Anatomical malformation

Telemetry status: _______________________________________

NRT status: _______________________________________

Comments:

____
____
____
____
____
____

Cochlear Implant team:

Signature: Signature:

Stamp: Stamp:

Date: /   /   Time: :   Date: /   /   Time: :

Signature: Signature:

Stamp: Stamp:

Date: /   /   Time: :   Date: /   /   Time: :

HAMAD MEDICAL CORPORATION
Audiological Assessment for Cochlear Implant
3 - After the Surgery

HC number: ______________________

Patient name: ______________________

Nationality: ______________________

DOB: ____________ Age: ______ Gender: ______

Initial Fitting (3-4 weeks post surgery)

Date: ___ / ___ / ___   Completed by: ______________________

Telemetry status: ______________________

Maps fitting status: ______________________

Second Fitting (2 weeks post initial fitting)

Date: ___ / ___ / ___   Completed by: ______________________

AVT comments: ______________________

Telemetry status: ______________________

Maps fitting status: ______________________

Any urgent problems: ______________________

Third Fitting (5 weeks post initial fitting)

Date: ___ / ___ / ___   Completed by: ______________________

AVT comments: ______________________

Aided thresholds: ______________________

Telemetry status: ______________________

Maps fitting status: ______________________

Any urgent problems: ______________________

Nine weeks from Initial Fitting

Date: /   /   Completed by: _______________________

AVT comments: ____

____

____

Aided thresholds: ____

Telemetry status: ____

Maps fitting status: ____

Any urgent problems: ____

Three months from Initial Fitting

Date: /   /   Completed by: _______________________

AVT comments: ____

____

____

Aided thresholds: ____

Telemetry status: ____

Maps fitting status: ____

Any urgent problems: ____

Six months from Initial Fitting

Date: /   /   Completed by: _______________________

AVT comments: ____

____

____

Aided thresholds: ____

Telemetry status: ____

Maps fitting status: ____

Any urgent problems: ____

Nine months from Initial Fitting

Date: /   /   Completed by: _______________________

AVT comments: ____

____

____

Aided thresholds: ____

Telemetry status: ____

Maps fitting status: ____

Any urgent problems: ____

Apêndice n.º 6

AUDIOLOGY-BALANCE UNIT
AVT ASSESMENT FORM

Date...............

Family Information:

Type and severity of HL ....

Hearing aid/ implant model ....

Family members at home: ....

Language spoken at home: ....

Medical History :(taken from parent: medical record)

- During gestational period:

Duration of pregnancy: ....

Any complication during pregnancy: Ototoxic drugs

                                                      Rubella

                                                      Measles

                                                      Chicken box

                                                      Herbs

                                                      Toxoplasmosis

                                                      Syphilis

Others: ....

- During post natal period:

Delivery status: ....

Birth weigh: ....

NICU admission: ....period ....

Jaundice

Blood exchange

Head trauma

Bacterial meningitis

Seizures

Others: ....

Developmental History:

Sitting: ....crawling:...

Standing:....................................walking:..

Physician: patient examination...

Behavior: ....

Anger

Fear

Anxiety

Instability

Opposition

Hyperactivity

Hearing Status:

Is there any history of hearing loss in the family?

....

Who? ....

When did you discover that the child had a hearing loss?

....

- Type of hearing loss:

  Conductive   Sensory neural   Mixed

- Degree of hearing loss:

                              Mild

                              Moderate

                              Severe

                              Profound

- Device:

HA: sort ....model............Bilateral /Unilateral   L/R

CI: model................ .... Bilateral /Unilateral   L/R

Hearing date: ....

LISTINING SKILLS (PREVERBAL)

- Quiet when wearing hearing aid or CI

- Noisy without hearing aid or CI

- Quiet ,stills or smiles upon hearing   □ quiet sound / □ loud sound

- Response to noise making toys

- Response to environmental sounds (doorbell, telephone, knocking, barking, car horns, and airplanes, other.....)

- Explores environmental for new sounds (bangs spoon on table, bangs blocks).

- Quiet stills or smiles to singing, or music.

- Quiet stills or smiles when spoken to.

- Tries to localize sounds, usually by head turning.

- Indicates something heard (by pointing to hearing aids and/or looking puzzled)

- Turns to: ○ loud sound
  - ○ Quiet sound
  - ○ whispered speech

- Turns when called from a distance.

- Reacts when called from a distance.

- Reacts when noises suddenly stop.

o   Looks from one speaker to another.

o   Attends by listening for a few minutes.

LISTINING SKILLS (VERBAL)

- ☐   Turns to name when called   ☐1m   ☐2m   ☐3m   ☐faraway
- ☐   Stop activity to " NO"

Matches suprasegmental features

- ☐   Duration ....
- ☐   Pitch ....
- ☐   Intensity ....
- ☐   Combinations ....

Learning to listen sounds

- ☐

Índice

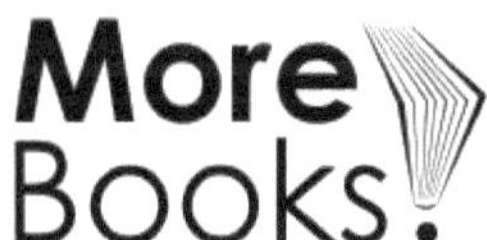

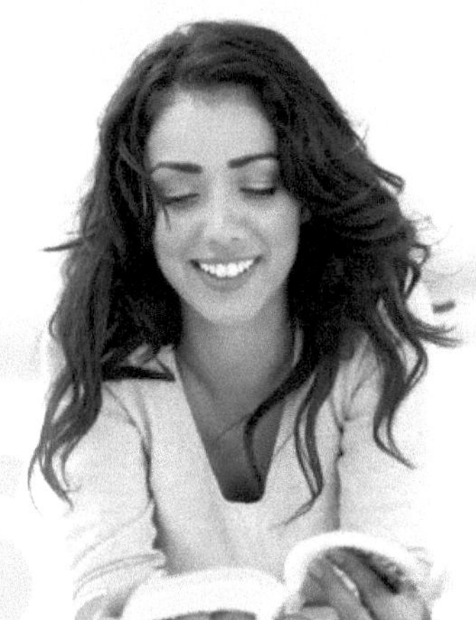

I want morebooks!

Buy your books fast and straightforward online - at one of world's fastest growing online book stores! Environmentally sound due to Print-on-Demand technologies.

Buy your books online at
www.morebooks.shop

Compre os seus livros mais rápido e diretamente na internet, em uma das livrarias on-line com o maior crescimento no mundo! Produção que protege o meio ambiente através das tecnologias de impressão sob demanda.

Compre os seus livros on-line em
www.morebooks.shop

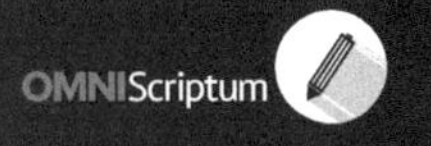

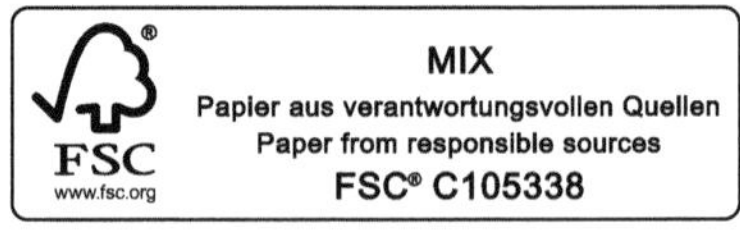

Printed by Books on Demand GmbH, Norderstedt / Germany